★ 每天健康一点点 ★

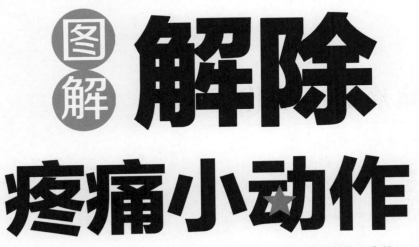

图解 解除
疼痛小动作

杨东雨　杜晓娇◎编著

吉林科学技术出版社

图书在版编目（ＣＩＰ）数据

解除疼痛小动作 / 杨东雨　杜晓娇编著. —长春：吉林科学技术
出版社，2009.3
ISBN 978-7-5384-4104-8

Ⅰ. 解… Ⅱ.杨… Ⅲ.疼痛—防治 Ⅳ.R441.1

中国版本图书馆CIP数据核字（2009）第031578号

解除疼痛小动作

编　　著	杨东雨　杜晓娇
出 版 人	李　梁
策划责任编辑	孟　波　孙　默
执行责任编辑	梅洪铭
装帧设计	长春市墨工文化传媒有限公司
开　　本	720mm×990mm　1/16
字　　数	220千字
印　　张	15.5
版　　次	2014年9月第1版
印　　次	2014年9月第1次印刷

出　　版　吉林科学技术出版社
发　　行　吉林科学技术出版社
地　　址　长春市人民大街4646号
邮　　编　130021
发行部电话 / 传真　0431-85677817　85635177　85651759
　　　　　　　　　　85651628　85600611　85670016
储运部电话　0431-86059116
编辑部电话　0431-85659498
网　　址　www.jlstp.net
印　　刷　沈阳美程在线印刷有限公司

书　　号　ISBN 978-7-5384-4104-8
定　　价　35.00元

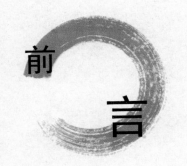

前言

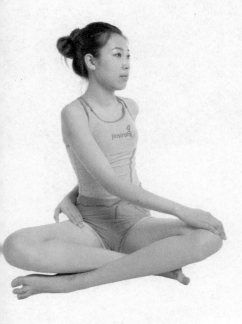

　　疼痛不是病，疼起来真要命。

　　现代生活节奏的加快，工作学习环境的影响，致使我们的身体受到各种各样疼痛不适的影响。这些小症状，虽然没有严重到让我们不能工作学习的地步，却严重影响了我们的生活质量，给我们带来了痛苦与烦恼。就算是去了医院治疗，虽然当时可以无碍了，稍微一不注意，却又会重新发作。

　　本书针对这些日常折磨人的疼痛症状，利用运动、饮食、中医穴位养生等方面的知识，对身体各部分的疼痛进行对症治疗。100多个有效的小动作，233个治疗方案，66种健康操，177种经典良方，为你的身体排除疼痛，让你的生活轻松快乐。

　　本书选用真人实拍精美图片，全彩图解，让你即看即会。治疗方法简单实用，每天花5～10分钟，做做运动按摩按摩穴位，便能缓解疼痛、治愈病症，让你不再烦恼。不用出门，不用找医生，在家就能轻轻松松的完成，让你成为自己最好的医生，省时省力更省钱。

　　不吃药，不打针，小病小痛在家治；做运动，调饮食，每天健康一点点；知穴位，学按摩，身体疼痛全消解。解除疼痛小动作，轻轻松松除疼痛。

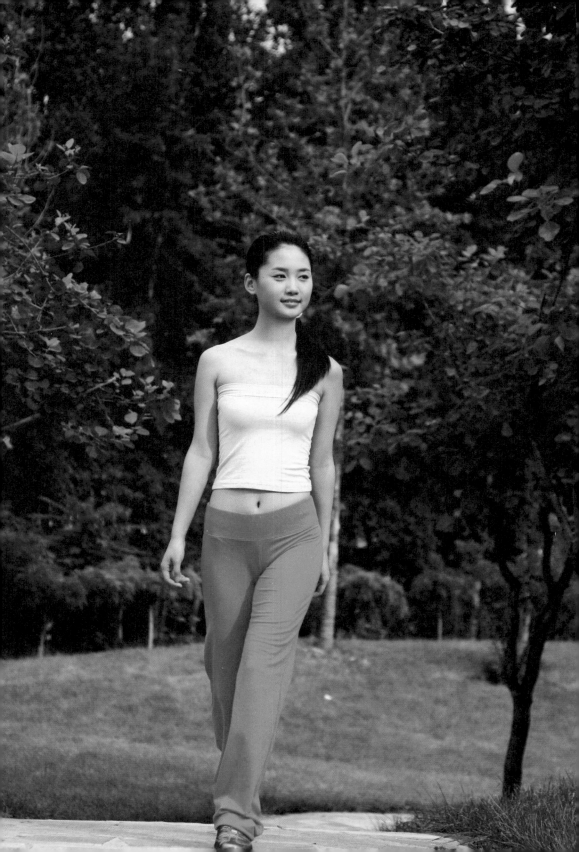

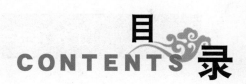

目 录
CONTENTS

第一章　来自身体的疼痛

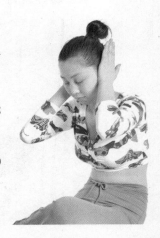

第二章　工作习惯带来的疼痛

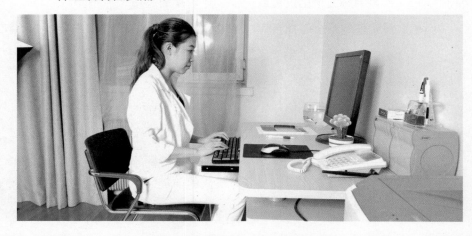

第三章 饮食习惯带来的疼痛

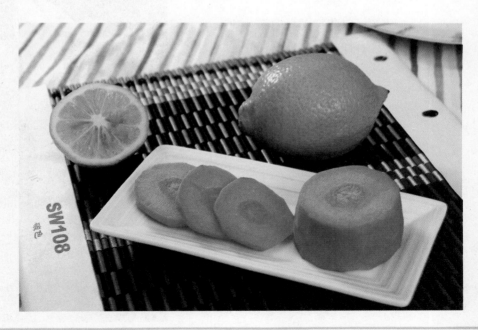

第四章　赶时髦、扮靓惹来的疼痛

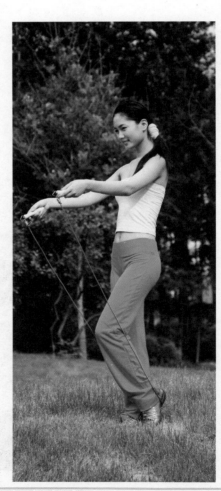

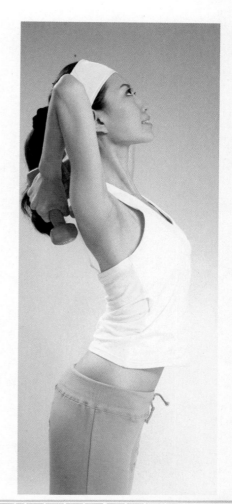

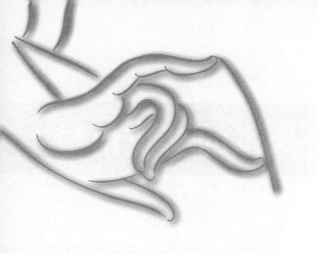

【第一章】

来自身体的疼痛

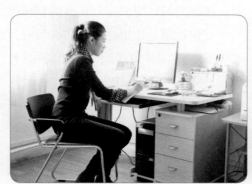

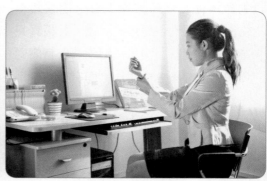

疼痛是身体的求救信号

疼痛是人体第五大生命体征

　　从生理学上来讲，"疼痛"是每个人体验最早、最多的主观感觉。疼痛是由伤害性刺激引起的一种复杂的主观感觉，常伴有自主神经反应、躯体防御反应以及心理和情感行为反应。疼痛包括痛觉和痛反应两种，痛觉是指躯体某一部分厌恶和不快的感觉，主要发生在脑的高级部位即大脑皮质；痛反应的发生与中枢神经系统的各级水平有关，主要有屈肌反射、腹肌紧张性增强、心率加快、外周血管收缩、血压增高、呼吸运动改变、瞳孔扩大、出汗、呻吟、恐惧、烦躁不安和痛苦表情等。

　　如今，疼痛已被现代医学列为继呼吸、脉搏、血压、体温之后的第五大生命体征。疼痛的发生与机体受到损伤密切相关。但是疼痛又是一种极其复杂的临床症状，与机体组织、器官的受损伤程度并不总成正比，即有损伤并不一定感到疼痛，而有疼痛也未必伴有明显的损伤，也可能查不出引起疼痛的原因。目前，在美国、欧洲各国和日本，疼痛诊疗被规定为医院的一项基本医疗服务内容，疼痛诊疗中心和疼痛科遍及各级医院。

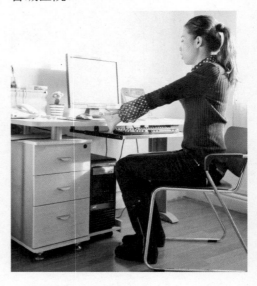

疼痛是疾病的预警信号

　　从疾病预防和伤害修正的角度来看，疼痛为机体提供受到伤害的警报信号，使机体迅速作出逃避或防御反应。德国基尔疼痛专科医院医生哈特穆特格贝尔教授曾经指出，疼痛往往是疾病来临的预警信号。它提醒人们应及时去医院看病，这是对人体有利的一面。但疼痛可使患者精神痛苦，影响饮食起居，导致生活质量下降；严重的疼痛还会引起人体各个系统功能失调、免疫力低下而诱发各种并发症，甚至引致痛性残疾或影响到病人的生命。剧烈的或长期的疼痛，更是会使人体各器官各系统的功能发生紊乱乃至异常。因此，疼痛尤其是慢性顽固性疼痛对人体又是有害的刺激，必须加以控制和治疗。

人们通常认为："疼痛是一种症状，而不是病，病好了自然就不痛了"。这种看法对于急性疼痛来说是符合实际情况的，例如，高血压继发的头痛、感冒时的头痛、急腹症时的腹痛、手术切口痛、分娩痛等，就不应作为疼痛性疾病来处理，这时配合性地"头痛医头，脚痛医脚"是可以的。但对慢性疼痛则不尽然。例如，带状疱疹后神经痛，病人急性带状疱疹结束后，继续存在着长期、顽固性的神经痛；还有原发性三叉神经痛，患者除了疼痛，并无其他表现，但多数患者痛不欲生，生活质量和工作能力明显下降。如不及时治疗，会对患者的正常生活造成极大影响。

疼痛是一种身体保护自己的提示

从机体自我保护的角度来看，疼痛作为一种保护性信号，可使人躲避风险。疼痛常与其他疾病并存，也可单独出现，疼痛病人若及时到医院疼痛科查找原因，就可以消除痛苦。目前，不少医院已建立疼痛诊疗中心、疼痛科或疼痛门诊。例如在北京，中日友好医院、北京协和医院、北京宣武医院、北京大学人民医院、北京医院等都成立了疼痛科或疼痛中心。越来越多的医生和病人开始重视疼痛，治痛、防痛，这是一种医学进步，也是人文关怀的表现。

国外有这样一个病例。一位身患膀胱癌的四十九岁患者，癌瘤广泛侵蚀骨盆，剧痛难忍。美国医院为他做了下半身切除，即从下腹部开始包括骨盆和双下肢全部切除，加上应用良好的疼痛控制技术，不仅治疗了癌症本身，令其轻生的剧痛也随之消失。此后，他进行了康复医疗，锻炼上肢，随后安装了假肢，练习自主行走，最后他获得了司机执照，能够驾驶汽车。生活质量大大提高，术后又生活了十年之久。

可见，疼痛有时候可以刺激我们，让我们尽早尽快做出保护自己的有效措施。

疼痛的分类

最后我们来了解一下疼痛的分类。在现实生活中，我们似乎有这样一种观念：不管什么疼痛都是一样的，没有差别。实际上，并不如此。疼痛，千差万别，各不相同。

按照疼痛的程度可分为4种

（1）微痛——似痛非痛，常与其他感觉复合出现，如痒、酸麻、沉重、不适感等。

（2）轻度疼痛——疼痛局限，痛反应出现。

（3）中度疼痛——疼痛较著，痛反应强烈。

（4）重度疼痛——疼痛难忍，痛反应强烈。

按照疼痛的性质可分为9种

（1）钝痛。（2）酸痛。（3）胀痛。

（4）闷痛。（5）锐痛。（6）刺痛。

（7）切割痛。（8）灼痛。

（9）绞痛。

按照疼痛的形式可分为7种

（1）钻顶样痛。

（2）爆裂样痛。

（3）跳动样痛。

（4）撕裂样痛。

（5）牵拉样痛。

（6）压扎样痛。

（7）电击样痛。

根据病程及疼痛诊疗项目可分为6种

（1）急性疼痛：软组织及关节急性损伤疼痛，手术后疼痛，产科疼痛，急性带状疱疹疼痛，痛风。

（2）慢性疼痛：软组织及关节劳损性或退变疼痛，椎间盘源性疼痛，神经病理性疼痛。

（3）顽固性疼痛：中枢痛，幻肢痛，疱疹后遗神经痛。

（4）癌性疼痛：晚期肿瘤痛，肿瘤转移痛。

（5）特殊疼痛类：血栓性脉管炎，顽固性心绞痛，特发性胸腹痛。

（6）相关学科疾病：早期视网膜血管栓塞，突发性耳聋，血管痉挛性疾病等。

以上诸多内容。简单地说，就是疼痛；复杂地说，这些也只是关于疼痛的一点常识性的认识。

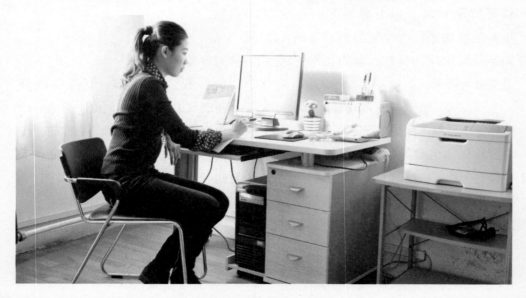

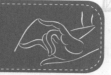

恼人的痛从哪来的

在现实生活中，疼痛越来越多地影响到我们正常的工作、学习以及健康。疼痛的主体已不仅仅是我们想象中的年老体弱的人，而正在逐渐年轻化、宽泛化。许多年轻人，尤其是上班一族，成了疼痛袭击的主要对象。那么，为什么会发生这种现象呢？其实，这和我们现代人的生活状态有着极为密切的关系。

如果可以用一个字来概括我们现代人的生活状态，那就是一个"忙"字。现代坐班族因忙碌和压力，往往很容易忽略自己的身体健康，于是，各种各样的职业病接踵而来。而在这各种各样的职业病中，最主要的症状表现就是——疼痛，有些人在事业正值高峰期就遭遇疼痛，甚至因为疼痛缠身而失去工作和生活能力。

生活环境污染导致生理机能代谢下降

人类赖以生存的空气的品质以及人类生存环境的湿度的平衡、光照、通风状况和清洁程度都直接关系人们的健康。但是现如今，随着科技的提高，社会的进步，环境、空气、水源的污染情况也随之加剧。这些污染物包括大气污染物，如沙尘、灰尘、重金属、臭氧、氮氧化物等；人体自身新陈代谢及各种生活废弃物的挥发成分，如粉尘、皮屑、棉絮、纤维、重金属、体味、各种寄生虫、螨虫、病菌、真菌等；来自宠物的污染，如气味、寄生虫、细菌、毛屑；香烟烟雾；建材装饰材料，如甲醛、氨、苯、臭氧和放射性物质氡等；日常生活用品如化妆品、杀虫剂、喷香剂、清洁剂等这一切都会造成人体生理机能代谢的下降，从而产生健康危机。

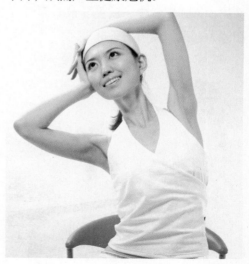

工作环境污染导致人体免疫力下降

　　除了生活环境的污染会引起人体免疫力的下降，办公环境的污染更是给人体的健康和安全造成了更大的隐患。在办公自动化程度越来越高的今天，电脑、打印机、复印机、传真机、扫描仪、多功能一体机等高科技的电子产品，逐步成为了办公室的标准配置。而当办公族们在享受这些电子产品所带来的便捷的同时，却是以他们自身的身体健康为代价的。首先，电子设备在使用过程中，都会不同程度地发出不同波长和频率的电磁波。这些电磁波看不见摸不着，但是穿透力强，几乎无处不在。人体若长期遭受电磁波辐射，会导致头晕目胀、烦躁不安和记忆力衰退等，还会引起自主神经功能紊乱，血压失常等症状。其次，使用电子产品产生的噪音、臭氧、粉尘无时无刻不威胁着人体各个器官的健康。经常在这样的环境下工作，不知不觉中，就会导致人的精力和体力减退，免疫力下降。

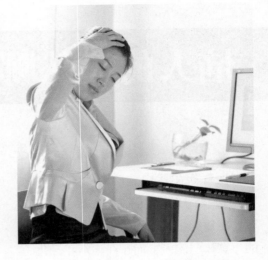

身心疲惫的过劳族一步步走入疼痛

　　生活环境和工作环境的污染本来已经给上班族的健康造成了很大的影响，再加上社会节奏的加快，上班族的工作压力越来越大，心理承受的压力的不断的积压，上班族成了很多疾病的高发人群。疼痛本身是由伤害性刺激引起的一种复杂的主观感觉。对于上班一族来讲，一方面由于工作压力大，人的交感神经过于紧张，容易使人心慌、眼胀、失眠多梦，长此以往，不仅工作效率会下降，还可能诱发疾病；另一方面，工作方式单一，长期劳累也会导致运动功能系统受损，出现颈椎、腰椎劳损，紧接着，背疼、腰疼、脖子疼等不同程度的疼痛都会相继而来。

　　以上的诸多原因致使坐班一族无奈地陷入疼痛大军行列中。因此，建议现代坐班一族，不要因为忙碌及压力，而忽略了健康。

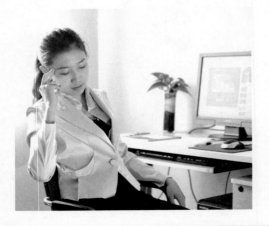

痛带来的不止是痛苦

疼痛几乎是与人类同时出现的，它是每个人自出生至死亡的生命活动过程中，遇到的最频繁和最普遍的问题，也是人类从原始的寻医求药，直至现代的医院就诊的主要原因。疼痛不仅仅是对患者的一种考验，同时也是对患者周围社会的一种威胁和挑战。对于现如今的坐班族来讲，也许，有些疼痛并不激烈也并不可怕，但它带给坐班族的危害却是不容疏忽的。

疼痛降低了坐班族的工作效率和质量

疼痛的原因首先是来自于躯体的，很多肉体上的疾病都可以直接引

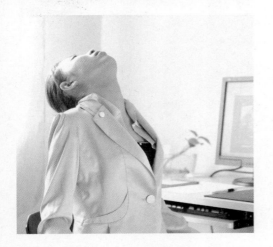

起疼痛。其次是精神心理因素造成的疼痛。心情压抑、忧虑、愤怒时都可以导致人体痛阈值降低而出现疼痛。据体质监测表明，我国办公室工作人员亚健康状况普遍，而疼痛成为发病频率最高的病症之一。通常情况下，出现慢性疼痛、头痛病、颈椎痛、腰背痛、眼睛的疲劳酸胀等症状的频率最高。疼痛受精神、情绪和生理因素的影响很大，它可引起不同程度的恐惧、惊慌、焦虑、悲伤等不良情绪。在疼痛的状态下，患者的工作效率会大大降低，从此直接影响工作质量。

疼痛让"坐"班族难"坐"

一般来讲，坐班一族久坐办公室，而且姿势单一。就很容易引起腰酸背痛等不适。在电脑前工作，眼睛不仅要长时间近距离地工作，显示器的强光还大大加重了眼睛的工作负荷；眼睛要实现聚焦功能，还需要眼部、颈部和肩部不同的肌肉和神经的相互协调，久而久之就会引起疼痛。这样一来，当身体的紧张长期不能缓解时，相应部位就会

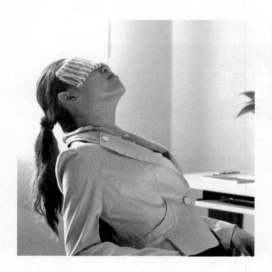

出现慢性疼痛。如此一来，"坐"班一族怎么能安心舒适地"坐"下工作呢？

疼痛让生活质量下降，甚至危及生命

疼痛会影响生活质量，甚至危及生命。相信每一个经历过疼痛的人都会有这种感觉。轻微的疼痛可使患者精神痛苦，影响其饮食起居，使生活质量下降；严重的慢性疼痛，如癌性疼痛、顽固性神经痛等，对人的生命则是一个巨大的挑战。再例如久坐者，由于血液循环减慢，身体内静脉回流受阻，直肠肛管静脉容易出现扩张，且血液瘀积后，静脉被迫曲张，这时可能患上痔疮，发生肛门疼痛、流血甚至出现便血等现象，长此以往则会导致贫血。而女性还会因盆腔静脉回流受阻、瘀血过多导致产生盆腔炎、附件炎等妇科疾病。这些都会直接影响坐班族的生活质量。

总而言之，疼痛在人一生中存在的时间越短，一生的生活质量就越高；对坐班族而言，疼痛越少，工作也就更顺利。

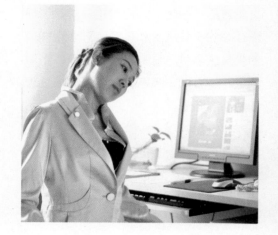

解决疼痛，忍不是出路

几乎每个人都有过疼痛的经历，调查表明，全世界90%的男性和95%的女性，都曾患过头痛，颈腰痛；头痛、颈腰痛占疼痛就诊患者的60%～70%。2002年7月完成的我国六城市慢性疼痛调查结果发现，仅在短短的一个月时间内，六个城市中到医院就诊的慢性疼痛患者就有13.6万人次。也正是因为这个原因，2004年，世界卫生组织、国际疼痛学会将每年的10月11日定为世界镇痛日。中华医学会疼痛学会将每年的10月11～17日定为中国镇痛周，提出了"免除疼痛是患者的基本权利"的口号。

破除老观念，才能阻止疼痛继续发展

随着现代工作、生活节奏的日益加快，疼痛对人体健康的影响也越来越受到人们的关注。然而，长期以来，人们有"疼痛不是病，忍忍就过去了"、"自己吃点止痛药就行了"、"疼痛没有什么大不了"等错误认识，使颈椎病、腰肌劳损、坐骨神经痛等各种疼痛得不到及时治疗，严重影响患者的工作和生活，甚至丧失劳动力。还有一些患

者为止痛，大剂量、长时间服用药物，导致肝肾功能不良、胃出血等严重的并发症，甚至威胁生命。

预防疼痛，是保持身体健康的前提

一般来讲，办公室一族的常见性疼痛，是可以在工作以及生活细节中预防的。例如，避免睡眠过多或过少、精神紧张、疲劳等，环境方面避免噪音、香料和烟尘、强光等，就会让你远离头痛之苦；而对于女性来讲，放松心

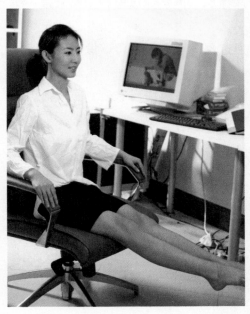

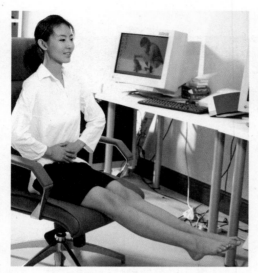

情、减轻压力、使身体保暖、适当运动、气血畅通，就不会发生痛经，影响正常工作与生活；日常使用电脑，伏案工作后出现的臂痛、腰痛、背痛等，就需要改变不良生活方式，经常起身活动；穿高跟鞋扭伤后，早期可以休息、冰敷、压迫、抬高患部……总之，因为有很多疼痛在早期是可以通过预防避免的，所以做好预防工作才是重点。当然，如果出现持续性疼痛，就要适当使用非处方类镇痛药，若病情严重，就应该立即就医。

解决疼痛，治疗才是出路

慢性疼痛作为一种疾病，已引起全世界的高度重视，国际疼痛学会将疼痛确认为继呼吸、脉搏、体温和血压之后的"人类第5大生命体征"。科学的发展使疼痛治疗手段日益增多，疗效不断提高，目前已有百分之九十五的慢性疼痛可以得到满意的治疗效果。相关专家建议说，疼痛不能强忍，疼痛常与其他疾病并存，也可单独出现，疼痛病人应及时到医院疼痛科查找原因，消除痛苦。

因此，及时诊治疼痛，有效控制疼痛，是保持身体健康的一项重要内容。

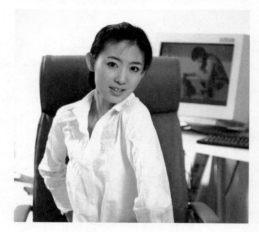

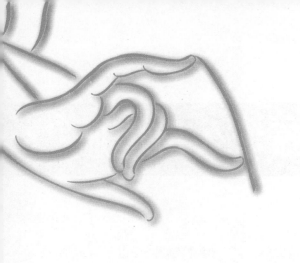

【第二章】

工作习惯带来的疼痛

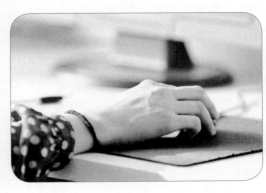

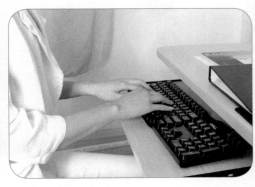

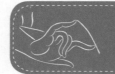

痛源：久用电脑

电脑给我们的工作和生活带来了极大的方便，但是我们同样也不得不承认，长期使用电脑也会给我们带来许多危害，尤其是健康危害，例如经常在电脑前工作的人会时不时感到手痛、眼痛、胳膊痛等等。

手痛

症状表现

（1）手指和手掌断断续续发麻、刺痛。

（2）手掌、手腕或前臂时有胀痛的感觉，晚上尤其严重。

（3）拇指伸展不自如，且有疼痛感，严重时手指和手部都虚弱无力。

（4）示指和中指疼痛、麻木，拇指时常产生肌肉无力感。

（5）腕部肌肉或腕部关节麻痹、肿胀、疼痛、痉挛。

（6）随症状加重，夜间会出现非常严重的疼痛和感觉异常。

（7）若症状持续发展，正中神经会进一步损害，引起皮肤感觉缺失和鱼际肌肌力减退，手指活动乏力。

症状解释

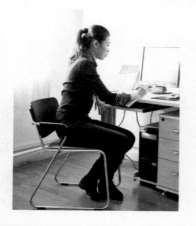

长期使用电脑的人如果不注意休息和手部保健，很容易患上腕管综合征而出现上述症状。腕管综合征，俗称"鼠标手"。由于我们每天长时间的接触、使用电脑，重复着在键盘上打字和移动鼠标的动作，手腕关节会长期密集、反复和过度的活动。而腕部掌侧韧带和腕骨形成的腕管中有正中神经穿过，当腕部处于背屈状态时，腕部伸肌产生的力作用于韧带，从而压迫腕管中的正中神经，导致"脉管综合征"。 初期常表现为指端的感觉功能障碍，常常因入睡后数小时出现麻木或烧灼痛而致醒，活动后缓解。一部分病人的手腕关节，如果极度屈曲，60秒钟后手指的异常感觉会加重，这是一个诊断的标志。女性"腕管综合征"患者为男性5倍，因为女性手腕通常比男性小，腕部正中神经容易受到压迫，而男性因"较少抱怨"易被忽视、漏诊。现在，"鼠标手"正迅速成为一种日渐普遍的现代文明病，应该引起我们的注意。

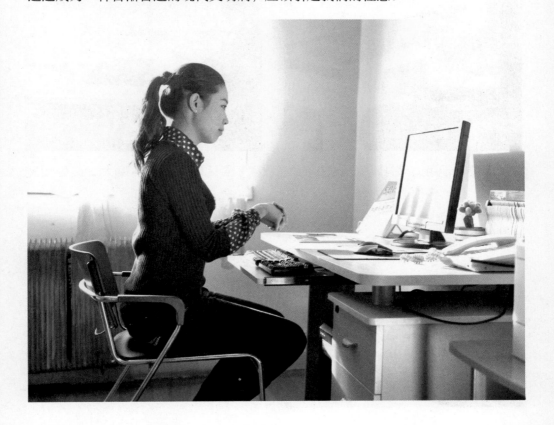

好习惯、坏习惯

对于长期在电脑前工作或者学习的人来讲，一定要注意预防鼠标手，否则的话，是没有后悔药吃的。毕竟身体健康是第一位。那么如何预防"鼠标手"呢？

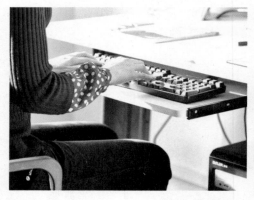

1 不要过于用力敲打键盘及鼠标的按键，用力轻松适中为好。

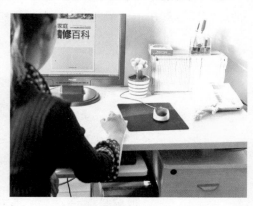

2 鼠标最好选用弧度大、接触面宽的。

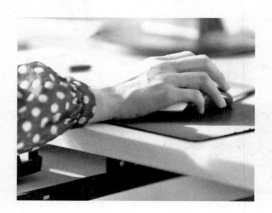

3 鼠标的位置越高，对手腕的损伤越大。研究发现，腕部在保持0°时，操作者的腕部可处于自然平伸状态，这时，操作者感觉最舒服，腕部症状的发生率也最低。这样就预防了腕部损伤。

4 使用电脑时，电脑桌上的键盘和鼠标的高度，最好低于坐着时的肘部高度，这样有利于减少操作电脑时对手腕的腱鞘等部位的损伤。

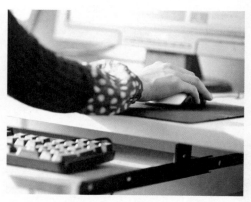

5 使用鼠标时，手臂不要悬空，以减轻手腕的压力，移动鼠标时不要用腕力而尽量靠臂力做，减少手腕受力。

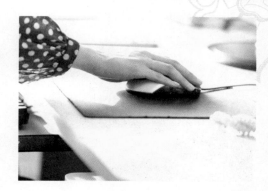

6 如果调节鼠标位置很困难，可以把键盘和鼠标都放到桌面上，然后把转椅升高。桌面相对降低，也就缩短了身体和桌面之间的距离。

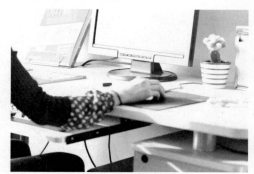

7 尽量多用键盘进行复制、粘贴等工作，这样可以避免"鼠标手"的形成。

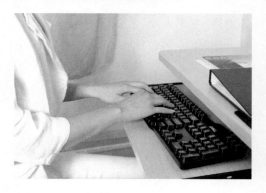

8 注意每隔30分钟便休息一下，做做手指关节的伸展活动，回家后，休息的时候可以让手泡个"热水澡"。

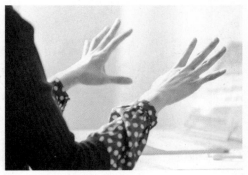

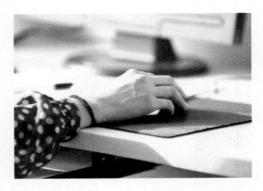

9 使用鼠标时配合使用"鼠标腕垫"垫在手腕处。尽量不使用这种平面的鼠标垫。

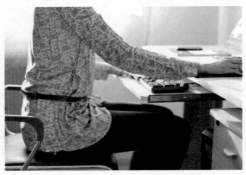

10 键盘应正对着自己，不要令手腕过度弯曲紧绷。

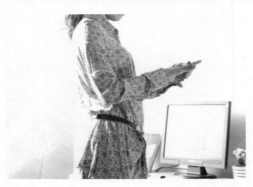

11 尽量避免上肢长时间处于固定、机械而频繁活动的工作状态下，使用鼠标或打字时，每工作1小时就要起身活动活动肢体，做一些握拳、捏指等放松手指的动作。

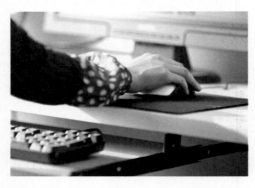

12 肘部工作角度应大于90度，以避免肘内正中神经受压。

每天动一动

　　下面这些动作主要训练腕部力量和手指灵活性，以缓解肌肉持续僵硬的状态，减轻"鼠标手"症状。

1 用手表做辅助器械，按顺时针和逆时针转动手腕20～30次，可以缓解手腕肌肉酸痛的感觉。

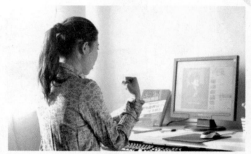

2 手握带有负重的水瓶，首先手掌向上握水瓶，做自然下垂到向上抬起动作，然后是手掌向下握水瓶，从下到上运动，各30次，锻炼腕屈肌。这个动作可以防治腕关节骨质增生，增强手腕力量。

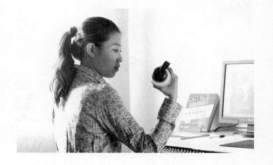

3 舒展身体各部位时，也要用力展开双手的五指，每次20～30秒钟，做2～3次，从而增强关节抵抗力，促进血液循环。

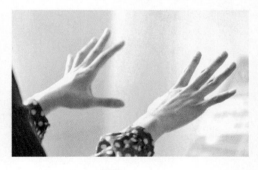

4 吸足气用力握拳，用力吐气，同时急速依次伸开小指、环指、中指、示指。左右手各做10次。这样可以锻炼手部骨节，舒缓僵硬状态。

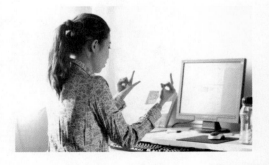

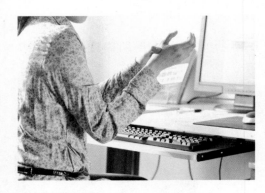

5 用一只手的示指和拇指揉捏另一手手指，从大拇指开始，每指各做10秒钟，平稳呼吸。经常练习能够促进血液循环，放松身心。

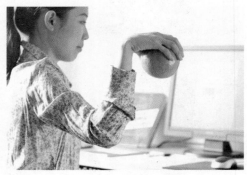

6 双手持球（如网球），或持手掌可握住的事物（如水果等），上下翻动手腕各20次。球的重量可依自己力量而定。此动作能够增强手腕力量，锻炼肢体协调能力。

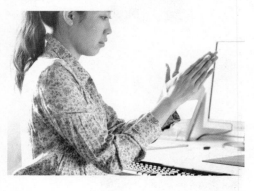

7 双掌合十，前后运动摩擦致微热，促进手部的血液循环。

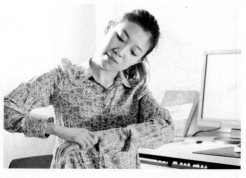

8 左手臂向右拉伸时，颈部向左拉伸，注意手臂不要过高，和胸部有一定距离，不要有压迫感。每次保持30～45秒，换右手臂做同样的动作。此动作可以松弛肩部，缓解肩关节压力。

自我按摩操祛病痛

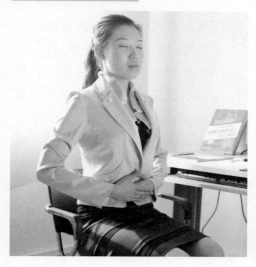

1 预备式：取坐位，腰微挺直，双脚平放与肩同宽，左手掌心与右手背重叠，轻轻放在小腹部，双目平视微闭，呼吸调匀，全身放松，静坐1～2分钟。

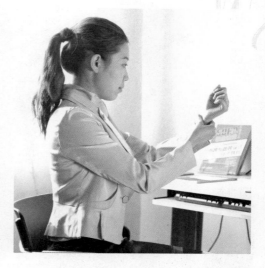

2 捏揉腕关节：将健肢拇指指腹按在患腕掌侧，其余四指放在背侧，适当对合用力捏揉腕关节0.5～1分钟。这个动作可以帮助疏通经络，活血止痛。

3 合按大陵穴、阳池穴：将健肢拇指指腹放在患腕大陵穴（腕掌横纹的中点处，当掌长肌腱与桡侧腕屈肌腱之间），中指指腹放在阳池穴（腕背横纹上，前对中指、环指指缝），适当对合用力按压0.5～1分钟。这个动作可以帮助疏通经络，滑利关节。

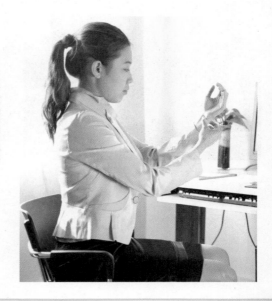

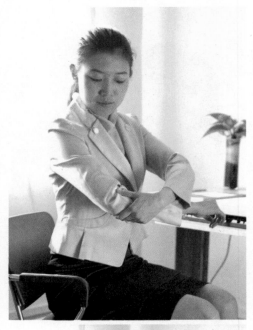

4 按揉曲池穴：将健肢拇指指腹放在患肢曲池穴（曲肘，横纹尽处，即肱骨外上髁内缘凹陷处），其余四指放在肘后侧，拇指适当用力按揉0.5～1分钟。以有酸胀感为佳。这个动作有调节脏腑，活血止痛之效。

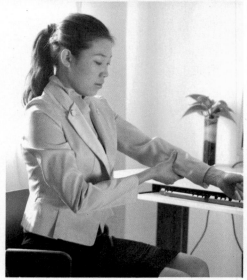

5 按揉手三里穴：用健肢拇指指腹按在患侧手三里穴，其余四指附在穴位对侧，适当用力按揉0.5～1分钟。这个动作有理气和胃，通络止痛之效。

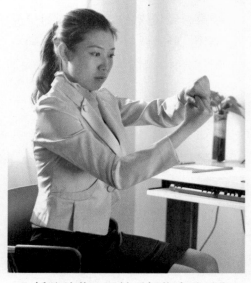

6 摇腕关节：用健手握住患肢手指，适当用力沿顺时针、逆时针方向牵拉摇动0.5～1分钟。这个动作有活血止痛，滑利关节之效。

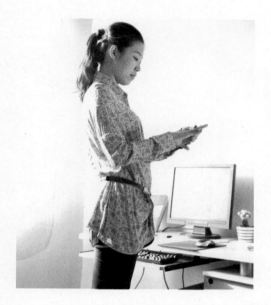

7 捻牵手指：用健侧拇、示指捏住患指手指，从指根部捻动到指尖，每个手指依次进行，捻动后再适当用力牵拉手指。这个动作有活血通络，滑利关节之效。

以上手法可每日做1～2次，在治疗期间应避免手腕用力和受寒，疼痛较甚时可做热敷，结合痛点封闭治疗，疗效会更好。

食疗解疼痛

木耳清蒸鲫鱼

准备材料：水发木耳100克，水发香菇2个，鲜鲫鱼250克，姜、葱等各适量。

制作方法：木耳和香菇洗净后，将木耳撕成小片，香菇去蒂后切成小片，备用；把鲫鱼宰杀处理干净后放在碗内，同时在鱼肚子里加入姜片、葱段，加入少许盐、油、料油、白糖，然后盖上木耳和香菇片，上锅蒸半小时即可。

食用方法：每日佐餐食用，不限次数，趁热吃。

食疗功效：具有温中补虚、健脾利水、活血化瘀的作用。

养生贴士

选购一款"健康"的鼠标垫对缓解手腕疼痛很有帮助

（1）不要选择太花哨的鼠标垫，因为不同颜色的漫反射速度不同，而五彩缤纷的颜色会导致光电鼠标乱跑，导致手腕劳累。

（2）选择厚度在2.5～4毫米之间的鼠标垫。太薄，手腕内侧会摩擦桌面；太厚，则会造成手腕悬空，导致腕管韧带压力增大。

（3）塑胶垫透气性不好，特别是夏天长时间使用时，腕部很容易出汗。建议选择棉布的鼠标垫。

肩痛

症状表现

（1）颈部肌肉或者关节酸痛，麻木或无力。

（2）肩部肌肉或者关节酸痛，转动不灵活。

（3）脊椎及两旁疼痛。

症状解释

肩膀酸痛最常见的原因，是由于不良坐姿引起的。同一姿势保持太久，使脖子和肩膀周围的肌肉紧张，时间一久就导致酸痛感。这些症状是"颈肩综合征"的典型症状。长时间使用电脑，而又不注意休息和保健的话很可能患上"颈肩综合征"。久坐电脑桌前的办公室一族都有这样的经验，工作一段时间以后，常常会感觉脖子、肩膀发沉，起身活动一下就好了。但是如果长期出现以上症状的话，那就表明已经患上"颈肩综合征"了。

好习惯、坏习惯

引起"颈肩综合征"的原因有很多，但是如果能有一个良好的工作习惯和良好的工作环境的话，能在一定程度上降低"颈肩综合征"的发病概率。

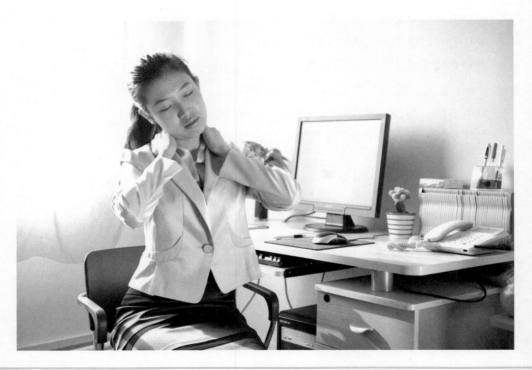

1 桌面上的用具应尽量靠近键盘，以减少手臂的伸展动作和肩膀的压力。

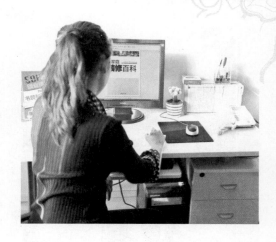

2 前臂、手腕和手尽量维持在同一条直线和同一高度。

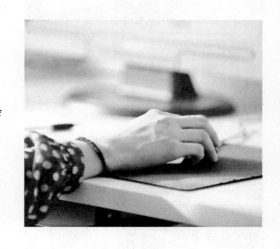

3 键盘应该放在一个稍低位置，这个位置相当于坐姿情况下，上臂与地面垂直时肘部的高度。

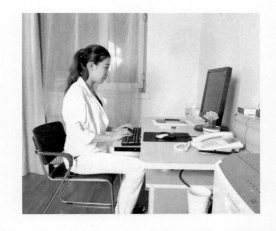

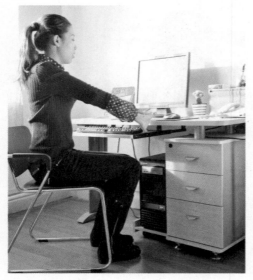

4 尽量避免长时间操作电脑。如果你的工作离不开电脑，那么要做到每小时休息5～10分钟，活动一下脖子和手腕。

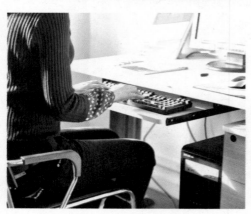

5 鼠标的距离身体越远，对肩的损伤越大。所以要掌握正确的坐姿和手部姿势。大腿与腰，大腿与小腿应保持90°弯曲；上臂和前臂弯曲的弧度要保持在70～135度；手腕和前臂呈一条直线，避免工作时手腕紧张。

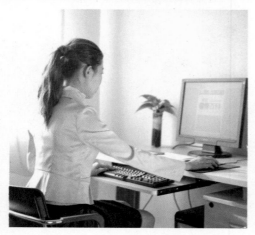

6 把电脑屏幕上的文字或图像放大，既方便观看，又可以更轻松自如地操作鼠标，减轻手部的疲劳。

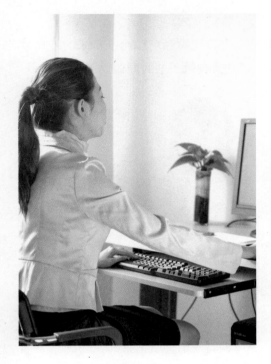

7 不要仰头注视电脑屏幕。让显示屏与视线处于同一高度或比视线略低，以保证血液循环通畅，减少颈部和肩部疲劳。

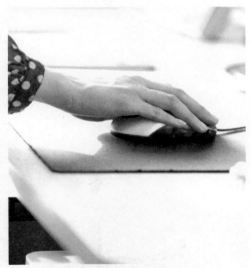

8 不要让手臂悬空。有条件的话，使用手臂支撑架，可以放松肩膀的肌肉，使整条手臂肌肉不紧绷。

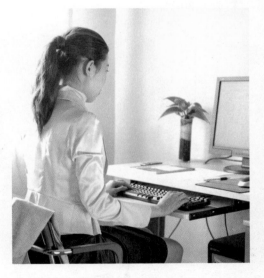

9 在办公室中随时放件小外套，尤其是夏季在空调房中办公，穿件外套可以避免肩膀受寒。而到了气候交替的时节，也可以应对天气变化。

每天动一动

对于上班族来讲，有针对性地做一些活动可以缓解颈肩综合征带来的疼痛或者治疗颈肩综合征。在上班期间，上班族可以适当地挑一些时间做以下活动：

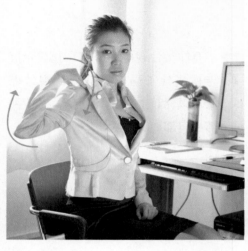

1 耸肩（旋肩），向前、向后旋肩各20～30次。

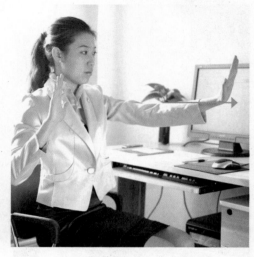

2 两臂轮流伸直前推20～30次。

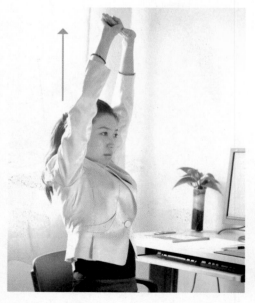

3 两手相握提至头上，超过头顶放下，做30次。

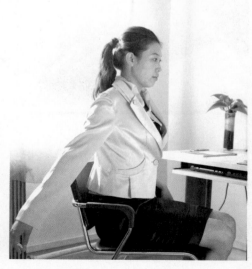

4 两臂用力向前后有节律地摆动，做30次。

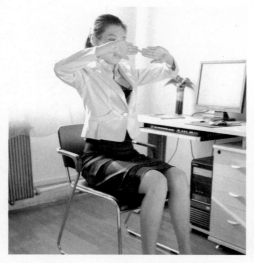

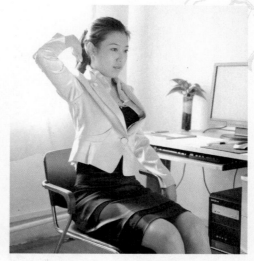

5 两脚分开，与肩同宽，两肘自然抬起，手背距脸面30厘米～40厘米，两手从里往外划圆圈30次，手指高不过头顶。

6 坐在椅子上，将两只胳膊分别从前向后，或从后往前用力做绕脖子的动作。

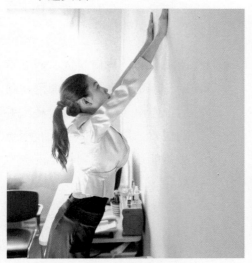

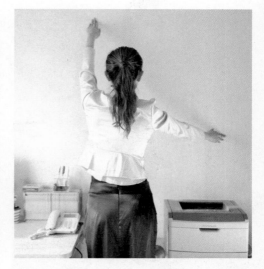

7 用患侧的手摸住前面的墙，从低到高，用示指和中指交替慢慢向上爬，爬到自己能够耐受的高度，每天这样训练若干次。对颈肩综合征的恢复也有很大帮助。

8 面向墙壁，伸直手臂，对墙象征性地作画圆圈的动作。没事儿就面向墙壁在那儿画圈，经常重复这个动作，对颈肩综合征的恢复有很大帮助。

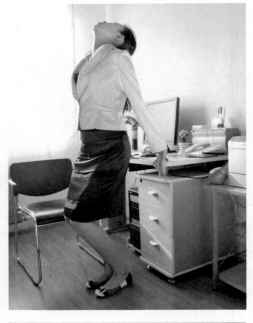

9 背靠桌边站立，两手倒握桌沿，两手绷直，身体稍向后倾斜20度左右，随之身躯往下坠，两膝稍屈，两臂做支撑动作20次。

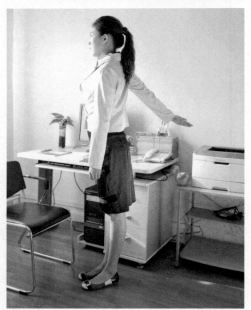

10 两脚分开，与肩同宽，两脚不动，手指稍屈，使患侧用劲向后上方甩手，并逐渐提高甩手的位置，慢慢使患侧上肢练至手指能达到对侧肩胛骨内缘为最佳。

养生贴士

当然，在做以上活动的时候，要切记：锻炼时不要操之过急而动作过度剧烈，否则不仅没有疗效，反而对自身有害。

拉伸按摩祛病痛

1 提重物旋转疗法：找一个口袋或装水的瓶子，做个沙袋。运动的时候，把沙袋提在手中，上身向前自然弯曲，肩膀自然下垂，手持沙袋向下旋转画圈摆动，先顺时针转，然后逆时针转，这就叫"提重物旋转疗法"。一天做三四次，一次绕十几、二十几次，根据自己的体力情况而定。另外，根据自己身体的情况，沙袋的重量可逐渐由轻到重，从1千克开始，逐渐增加到10千克。如果自己觉得能够承受还可以再重一点，逐渐加大。"提重物旋转疗法"通过牵引肩膀，可以加速肩膀部位的血液循环，从而起到对肩膀部位的保健作用。但应注意，沙袋重量不应过重，以免引起肩部肌肉的痉挛，也不应引起明显疼痛，否则可能导致外伤。

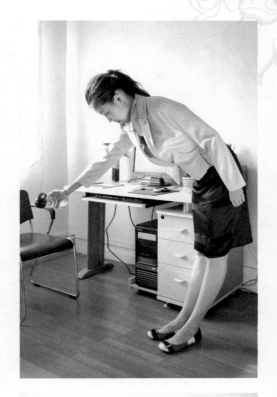

2 拉毛巾疗法：洗澡之后，拿个长毛巾，两只手各拽一头，分别放在身后，一手在上，一手在下，跟搓澡似的拽它，刚开始可能活动受到一些限制，不要紧，慢慢来，动作可由小到大，每天洗澡之后坚持做几次，对颈肩综合征的治疗有很大的帮助。

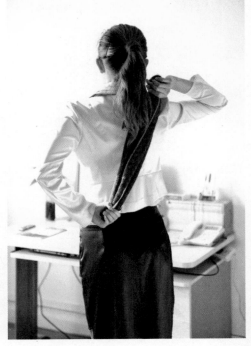

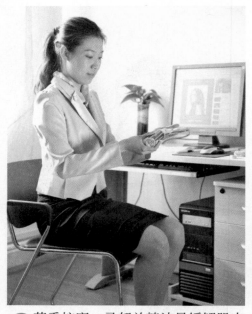

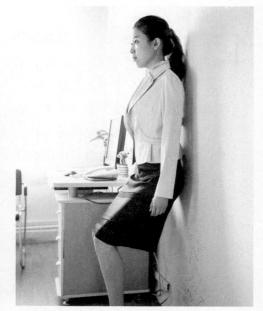

3 芳香按摩：马郁兰精油是缓解肌肉紧张痉挛的"灵丹妙药"，将其与迷迭香或是杜松子精油混合在一起（各2滴），也能有效缓解肩颈部的肌肉紧张。

4 两网球按摩：背部贴墙面站好，在后背部两肩之间的位置放一个网球，慢慢屈膝，再慢慢站起，让网球依靠墙壁在肩颈部"按摩"，可以帮助肩颈部的肌肉放松。

家用小偏方

（1）归芎粥：当归头20克，川芎10克，粳米100克。将当归、川芎放入砂锅内水煎半小时，去药渣，加粳米煮粥服，每日1～2次。

（2）当归猪肝粥：当归20克，猪肝50克，糯米60克，同煮粥，佐膳食用。

（3）黄芪肉桂瘦肉汤：黄芪30克，肉桂6克，猪瘦肉50克，加水煎熟后吃肉饮汤，每日1次。

眼痛

症状表现

（1）眼睛很干很涩，闭眼的时候感觉刺痛。

（2）眼痒、眼干、眼红和疲倦、睁不开。

（3）眼睛灼痛、畏光。还有的人伴有头痛和关节痛等症状。

（4）严重的会有视觉模糊，视力下降。

症状解释

以上症状是"干眼症"的典型症状。经常使用电脑的人，很容易因为一些不良的工作习惯而患上干眼症，从而出现上述症状。干眼症的全名是"眼结膜干燥症"，是指由眼泪的减少或泪腺功能下降，导致眼睛表面出现微小伤痕的一种症状。电脑荧光屏由小荧光点组成，为保证视物清晰，眼睛必须不断地调整焦距。时间过长，眼肌就会过于疲劳。当你注视荧光屏时，眼睛的眨眼次数就会在无形中减少，从而减少了眼内润滑剂和泪液的分泌。同时，眼球长时间暴露在空气中，会使水分蒸发过快，造成眼睛干涩不适。另外，电脑荧光屏的电磁波、紫外线、放射线、刺眼的颜色和红外线等也会刺激眼睛，引起眼睛干涩、疲劳、重影、视力模糊等毛病。据统计表明，在眼科门诊中，有五分之一的人是干眼症，而他们以电脑工作人员居多。

好习惯、坏习惯

电脑的视屏辐射虽然会对眼睛造成伤害，但如果能树立正确用眼意识，并采取一定的保护措施，你就可以避免干眼症的困扰。

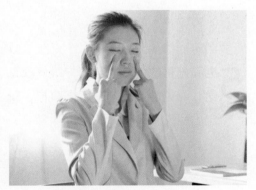

1 工作时间要合理，使用电脑1小时应休息5～10分钟，然后向远处看一会或者做一下眼保健操，再继续工作。

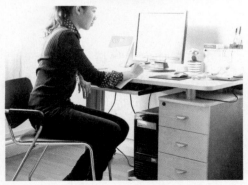

2 适当的姿势，可以使双眼平视或轻度向下注视荧光屏，所以，键盘与座椅的位置要合理，身体不要过于前倾，这样可使眼球暴露于空气中的面积减小到最低。

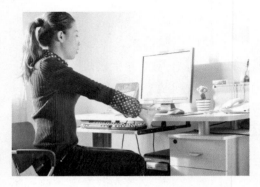

3 眼睛和电脑荧光屏的距离要保持在60厘米以上；办公室的电脑桌之间的距离不要小于1.5米；屏幕之间距离不应少于2.2米。

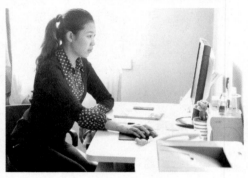

4 电脑荧光屏的亮度要适当，清晰度要好，光线要柔和，并应该避免明亮的顶光。

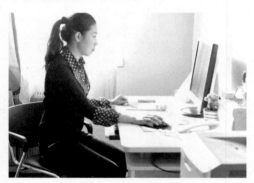

5 电脑屏幕的位置应与窗户最好成直角，避免面向窗户或背向窗户，窗户上应挂有窗帘或装上百叶窗。

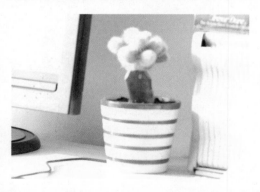

6 电脑工作室应保持一定的温度和湿度，最好的温度为21度，湿度60%，这样可防止因操作电脑带来的眼睛干燥。

7 如果出现眼睛干涩、灼热或有异物感，甚至出现眼球胀痛，休息后仍无明显好转，就需要及时去看眼科医生。

8 如果你是眼镜族，配一副合适的眼镜对保护眼睛也是很重要的。

9 戴隐形眼镜时间不要过长、有不舒服即应取下。

10 尽量少使用空调。空调除了调节温度之外，还会抽湿，减少了空气里水分的含量。在这种干燥的环境中，泪腺蒸发率增加，容易使眼睛发干、发涩。气候干燥的冬季，为尤为明显。时值夏日，天气炎热，预防干眼症，使用空调要注意定时开窗通风。

按摩祛病痛

眼眶穴道指压与按摩，可以使积压的血液流通，加速肌肤的新陈代谢，增加眼部肌肉的弹性，让眼部肌肤充分运动。具体做法如下：

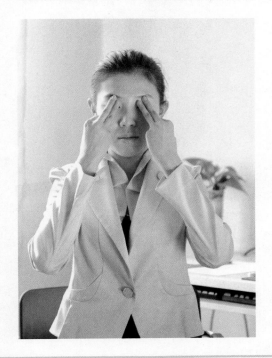

1 用中指与环指同时按压眼窝上方，由眼头按至眼尾，动作要轻柔，松弛紧张的肌肉，重复3次。

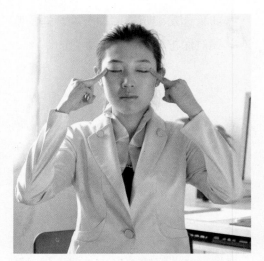

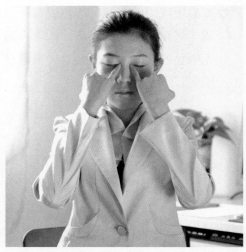

2 用环指由眼角外侧向眼内角方向，以画小圆圈的方式轻轻滑动按摩，绕一圈后回到眼角，重复3次，活络眼周肌肤。

3 用小指由下眼部眼尾往眼内角方向轻点按压到上眼部，反方向亦可，重复做2次，用力务必要轻巧，帮助血液循环加速。

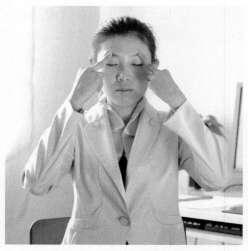

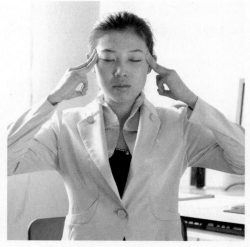

4 用中指从下眼皮眼内角开始，以画小圆圈方式逆时针按压到眼尾，一直延伸至太阳穴，稍加用力，并停留几秒钟，再从太阳穴回到上眼皮眼尾，继续按摩至眼内角，重复2次，让眼部肌肤感觉轻松舒适。

5 用中指和环指稍加用力按压太阳穴，揉动手相并停留5秒钟，放松手指3秒钟，然后再做一次，舒解压力。

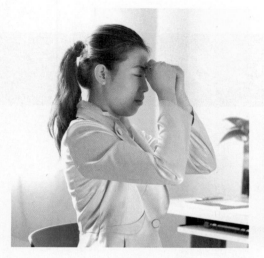

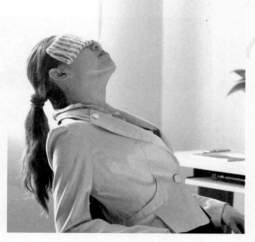

6 最后，用手指轻轻按摩眉毛，并且往上拉提5次，放开，再提拉5次，可以帮助眉部肌肉运动。

7 用毛巾热敷眼睛，每天1～2次，每次热敷10～15分钟。

食疗解疼痛

菊花茶

准备材料：干菊花适量。（通常，人们会选择花朵白且大的菊花，其实又小又丑且颜色泛黄的菊花反而是上选。）

制作方法：取干燥后的菊花，泡水或煮来喝。

食用方法：冬天热饮或夏天冰饮。用棉签沾上菊花茶的茶汁，涂在眼睛四周，可很快地消除水肿。

食疗功效：菊花对治疗眼睛疲劳、视力模糊有很好的疗效。如果每天喝3～4杯的菊花茶，对恢复视力也有帮助。

养生贴士

干眼症戴什么样的隐形眼镜

最好使用硬式高透气隐形眼镜。因为这样的镜片材质中不含水分，所以不会吸收眼睛中的天然泪水，而导致轻微干眼症恶化。

用抛弃式的软式隐形眼镜，它的含水量一般是55%～70%。这种高含水量的抛弃式软式隐形眼镜的透氧率，比一般的隐形眼镜大约要高出3倍。若较多的氧气能到达眼睛角膜，就会使角膜的外皮更健康，不会因干眼的泪水分布不足而受伤。

适合干眼症的隐形眼镜材质必须要有保湿能力，但不是每一个抛弃式隐形眼镜材质都是一样的。而有干眼症的眼睛通常都比较敏感，所以，就需要花时间多试一些不同品牌的镜片。

 # 痛源：久坐不动

头痛

症状表现

（1）头一跳一跳地痛，好像有东西缠着头部，绞着痛，并伴有眩晕现象。

（2）部分人兼有疲倦、眼胀、头痛、恶心等症状。

（3）如果症状持续就会胸闷头痛，还会有烦恼发火，思维迟钝，爱钻牛角尖，做事打不起精神来等状况发生。

（4）有时候，紧张性头痛还会使人整个头部及颈部感到疼痛。

（5）严重者会导致神经衰弱和脑功能紊乱。

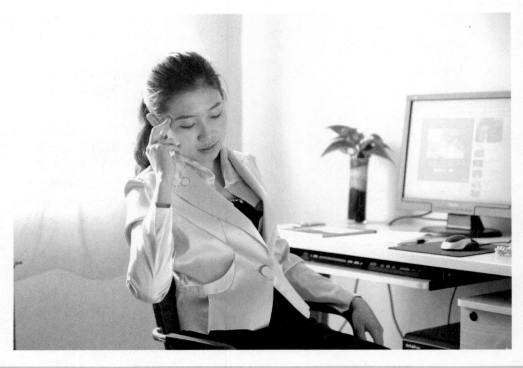

症状解析

　　封闭的写字楼里，缺乏流动的新鲜空气，化学品、污染物、暖气系统或空调系统中的有毒物质、化学性空气清新剂、杀虫水和香烟烟雾，都无法排出而滞留在办公室内，这些都可能是头痛的诱因。此外，从事紧张的脑力劳动时，大脑兴奋性就会转为抑制，表现为注意力不集中、头昏脑涨、反应不灵敏，严重的情况就会发生头痛现象。

好习惯、坏习惯

　　对于那些久坐办公室的上班族来讲，头痛是经常的事情，甚至已经成了家常便饭，因此很多人对此并不在意。殊不知：很多的大病就是这样的小毛病"积累"下来的。因此，我们不应该轻视头痛。其实在现实生活中，只要我们稍微注意一下，上班过程中的经常性的头痛也是可以避免的。

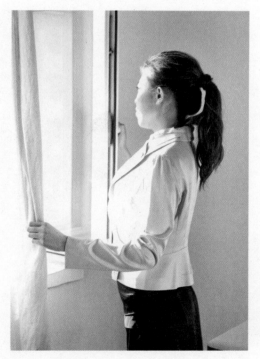

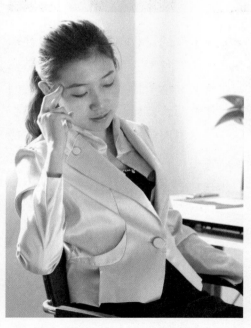

1 经常打开办公室的窗户透气，用电子空气净化器、空气氧离子发生器帮助净化空气。

2 每小时远望5分钟。整日埋头于文件堆里，往往会引起前额中间或两个鬓角的疼痛，如果能经常性地"小休息"一下，由此引发的头痛完全可以避免。

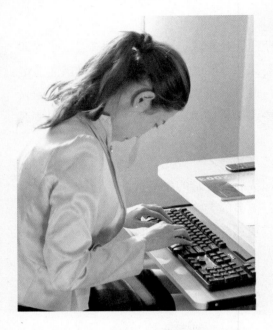

拉伸按摩祛病痛

有的人一头痛就喜欢吃止痛药。其实，"是药三分毒"，尤其是止痛药，吃太多的药会给身体带来副作用。偶尔服用止痛药确实很有效，如果一周三天以上都吃药的话，副作用就够你受的了。更何况，头痛时乱吃止痛片，是解决不了根本问题的。那治疗头痛还有什么其他诀窍吗？当然，运动疗法治疗头痛非常有效。根据相关专家的研究，简易的舒展运动或散步，可帮助人体排解紧张与压力，可以放松心情和身体，从而缓解头痛。

3 在工作的过程中，有些习惯性动作，如勾着头伏在键盘上打字，或把电话听筒夹在肩膀和头之间打电话，持续一段时间后，常会引发肌肉酸疼或头痛。而如果能在工作的过程中改变一下工作姿势，例如每隔45分钟左右休息3～5分钟，哪怕只是在办公室里倒杯水、稍微活动一下，就可以成功缓解或预防头痛。

4 适当地娱乐。在繁忙的时候也不要忘记娱乐，同样也是可以避免和缓解头痛的。

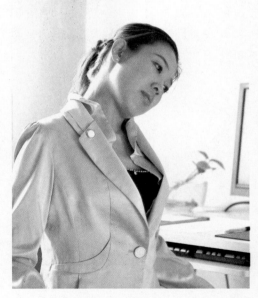

5 有关研究表明，头痛和抽烟是有联系的。而且烟的尼古丁含量越高，头痛的发生就越频繁。因此，拒绝吸烟也会帮助你远离头痛。

1 缓慢地左右伸展颈肌，先将头部倒向右侧，尽量用耳朵触肩部，而后慢而稳、大幅度地伸展颈肩肌肉等。反方向做同样的动作。

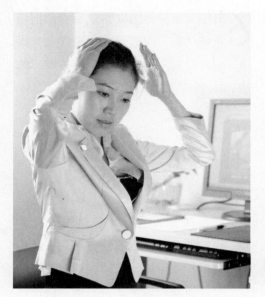

2 用左右手心推击头部，用左右手心相互推撞头部，来回地进行有节奏的压迫性按摩，要选择自感舒服的方向做。

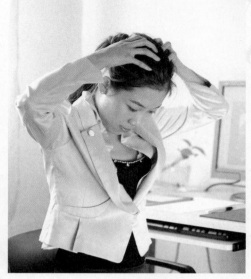

3 用指尖按摩头部，双手伸直，手指在头发上做滑行抓捏动作，反复操练30次左右。

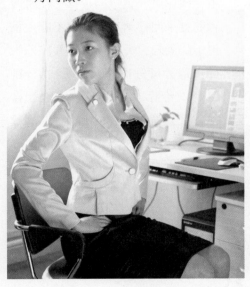

4 大幅度转肩，双肩前后缓慢地大幅度旋转，同时，下颏要保持收紧的动作。

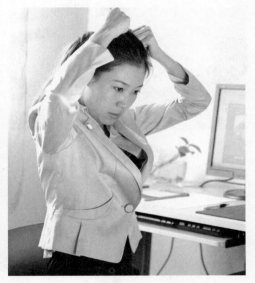

5 握拳叩击头顶部，在头顶的附近，双手轻握拳，以自己能承受的力量进行叩击。

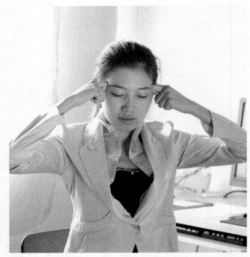

6 用指关节按太阳穴，双手的示指弯曲成弓形，在双侧的太阳穴上，以顺时针的方向同时做旋转按摩，约5分钟左右。

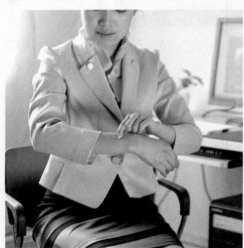

7 "头项寻列缺"，这是《针灸大成》中流传很广的一句歌诀，意思简单，就是说有头颈问题，找列缺穴。列缺穴位于手臂内侧，腕横纹上约1.5寸处，取穴时可两手虎口交叉，示指尖所到凹陷处，即是列缺穴。对列缺穴的按摩以掐揉为主，治疗时，宜边掐边揉，使肌肉和筋腱来回移动，掐揉时不能太重也不能太轻，力度以出现酸胀感为好，每天可进行一次，每次3分钟即可。治疗时如果配合风池、合谷、百会等穴位的按摩治疗，则效果会更好。

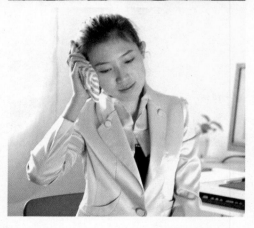

8 冰袋冷敷：将冰块放在冰袋里或用毛巾包好，敷在头疼部位。等冷却的头部血管收缩后，症状自然会减轻。

食疗解疼痛

花菜鸡蛋汤

准备材料：鲜花菜60克，选用鸡蛋1只，盐、香油、味精各适量。

制作方法：将花菜洗净、切碎；加水适量，煎至剩一碗水时，去渣；将打散后的鸡蛋倒入汤内，汤沸即可。

食用方法：加入香油、盐、味精，一天2次服用。

食疗功效：对感冒头痛、神经性头痛患者有疗效。

养生贴士

头痛你还可以进行自我按摩疗法：

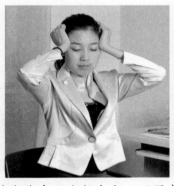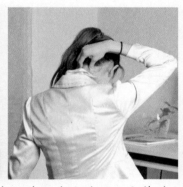

（1）将双手掌根贴于太阳穴，双目自然闭合，轻缓平和的揉动30次。用拇指与示指、中指相对捏住颈后肌肉近发际处，手法采用一上一下、一紧一松，以颈部感酸胀为度，次数自定，不强求一律，左右手可以交替进行。此动作能改善脑部血液循环，增加脑组织血液供应。

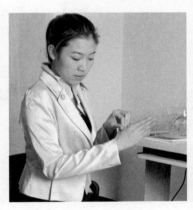

（2）合谷穴位于拇指和示指之间肌肉丰厚处。用手拿捏、点按此穴，有明显酸胀感为度，每次10～15遍，每日2～3次。经常拿捏、点按此穴，具有清利头目、缓解头痛的作用。

（3）头部有上星、头维、百会等穴，经常按摩头部各穴具有健脑功效。操作时将两手五指分开，由前发际分别向后发际抹动，如手指梳头状，手法轻重由个人自行掌握，一般以局部感到热、舒适、头皮无痛感为度，次数根据病情而定。也可用木梳代替手指梳头。此动作可缓解头部肌肉痉挛、缓解脑部血管痉挛，使疼痛减轻、思维敏捷。

颈椎痛

症状表现

（1）最初颈椎痛会表现为脖子发僵、发硬、疼痛、颈部活动受限、肩背部沉重等。

（2）长期颈椎痛会使疼痛放射至头枕部和上肢，表现为肌肉变硬、上肢无力等。

（3）病情逐步发展为颈椎处骨质增生，若压迫到血管和神经，会影响微循环，而导致头晕，肢体皮肤感觉减退，四肢末端发麻等。

症状解释

颈椎痛也是困扰办公室一族的最常见的疼痛之一。实际上颈椎病是颈椎的一种劳损蜕变疾患，颈椎痛与颈椎生理曲度有密切的关系，与长期屈颈的动作有关。颈椎生理曲度是为了增加颈椎的弹性，减轻和缓冲外力的振荡，防止对脊髓和大脑造成损伤。但是长期低头、高枕睡觉等不良姿势，会使得颈椎前凸曲线变直或反张弯曲，形成颈椎病。严重的可以压迫通向上肢的神经根或通向脑子的椎动脉，而引起臂至指的酸麻痹痛或眩晕，甚至压迫到脊髓，而产生半身无力。

根据相关研究，长期从事财会、写作、编校、打字、文秘等职业的工作人员，由于长期低头伏案工作，使颈椎长时间处于屈曲位或某些特定体位，不仅使颈椎间盘内的压力增高，而且也会使颈部肌肉长期处于非协调受力状态。在这种状况下，颈后部肌肉和韧带易受牵拉劳损，椎体前缘相互磨损、增生，再加上扭转、侧屈过度，更可能进一步导致损伤甚至发生颈椎病——陷入长期的颈椎痛的痛苦之中。

养成健康的习惯

防治颈椎病，应从身边做起，应以预防为主。而对于病患，90%以上的人可以通过自我保健配合治疗。具体来讲，日常生活以及工作中，应该从以下几方面做起。

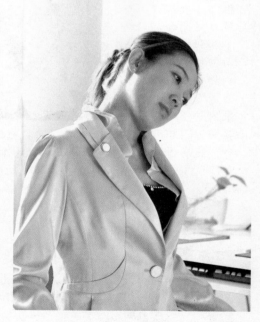

1 调节生活工作习惯。每伏案工作1小时，起身活动5分钟，或自己按摩放松，避免颈部肌肉因长期姿势固定，而处于紧张状态，造成劳损。

2 行夹肩运动，两肩慢慢紧缩3～5秒
钟，然后双肩向上坚持3～5秒钟，
重复6～8次。

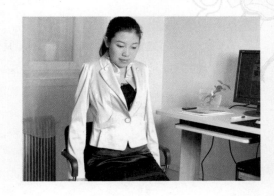

3 利用座椅，两手撑住椅子把手，双
脚抬起与地面平行，头往后仰，坚
持5秒钟，重复3～5次。

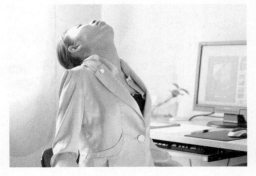

4 在坐姿上尽可能保持自然，头部略
微前倾，保持头、颈、胸的正常生
理曲线。

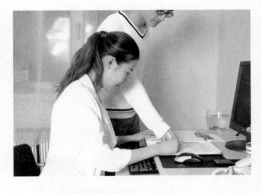

5 工作忙碌时，接听电话时忌用脖
子夹住听筒，可考虑使用耳机式
听筒。

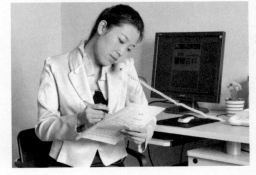

动一动，祛病痛

医家有万病之源起于脊椎之说，可见颈椎之重要性。而俗话又说生命在于运动，适当的锻炼是防治颈椎病的最好方法，下面是一些预防颈椎痛的好方法。

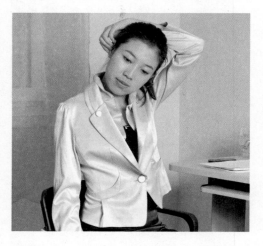

1 斜方肌抻拉：左手臂高举，然后绕过头顶正上方，扶住右耳，头部自然左倾；右臂耸肩再放松，尽可能地抻拉。换另一侧，动作相同，每侧8次，共做2组。

2 稳定腹部训练法：臀部坐于椅子前二分之一处，将小腹收紧后将双臂上举拉长脊椎。然后，小腹收紧，背部保持正直，将双臂移到小腹前侧，在呼吸同时水平抬起一侧大腿，吸气下放；双腿依次进行，每组20次，共做2组。继续保持背部紧张，双臂水平前举，双腿水平伸直。每组坚持10秒钟，共做2组。

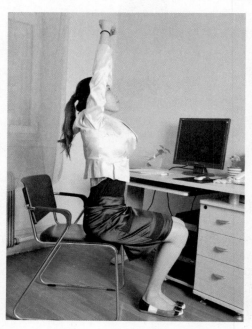

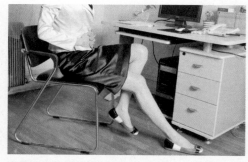

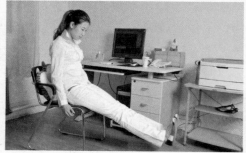

3 办公桌上的背屈伸：双臂伸直放在桌上，躯干尽量贴到大腿前侧，头部先抬起，颈部、胸椎依次离开并向后伸展，双臂移到身体后侧。前屈时依次将腰、胸、颈椎屈起，最后将头埋于两臂之间并将躯干贴向大腿。

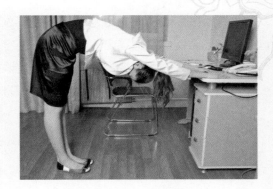

4 脊椎扭转性练习：反坐在办公椅上，收紧小腹，双臂前平举，目视手臂，身体左转，并保持髋关节稳定，既不要前倾也不要后倾，保持上身正直。左右各做6次，共做2组。

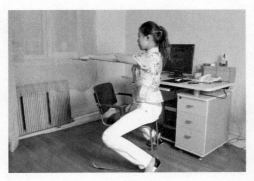

5 击打肩井穴：双手五指并拢，作成梅花状（如同猫爪），利用两手的惯性，屈肘向上击打肩井穴（左手搭右肩，中指尖下是穴），该部位可感觉到酸、麻、胀、痛。一般做5～10分钟为宜。

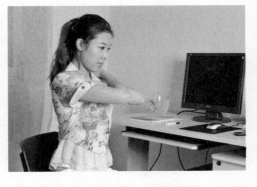

6 柔软健身操：适当地做柔软健身操，能够使肌肉在运动中充分松弛。每周拿出一两次时间，在健美教练的帮助下进行一些舍宾、瑜伽或者形体梳理式的训练，能让你在获得完美身材的同时得到一副健康的颈椎。

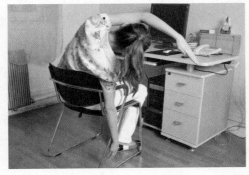

7 舒缓按摩。具有疏经通络、活血散瘀、消肿止痛等作用，还能改善局部血液循环，缓解肌肉痉挛，不少大型美容院都推出了"肩颈精油按摩"、"肩颈减压疗程"等肩颈类护理项目，这些疗程都利用了按摩使肌肉得以放松的原理，再配合精油或刮痧等中医治疗方法，对肩颈疼痛有一定的缓解作用，但不能治疗疾病。

食疗解疼痛

桃仁杭芍粥

准备材料：杭白芍20克，桃仁15克，粳米60克。

制作方法：先将白芍水煎取液500毫升，再把桃仁洗净捣烂如泥，加水研汁去渣，这两种汁液同粳米煮熟。

食用方法：每日食用2次。

食疗功效：此粥可活血，养血，通络，适用于气滞血瘀型颈椎痛。

养生贴士

颈椎保健小常识

（1）选择一款适合自己的枕头

理想的枕头应符合颈椎生理曲度要求，质地柔软、透气性好的，以中间低、两端高的元宝形为佳。枕头的长度一般来说有40cm～60cm即可，它可确保在睡眠体位变化时，始终能支撑颈椎。枕头不宜过高或过低，一般来说，枕头以8～12cm高为宜。

（2）每当伏案过久后，应抬头向远方眺望半分钟左右。这样既可消除疲劳感，又有利于颈椎的保健。因为长时间近距离看物，尤其是处于低头状态者，既影响颈椎，又易引起视力疲劳，甚至会诱发屈光不正。

（3）最合理的睡觉姿势是仰卧，颈后部放置枕头不高于12厘米，颈部垫实，头部悬空。

（4）乘车时尽量不要睡觉，以免颈椎在急刹车中受伤。

（5）保持乐观的心情，多愁善感的人易患神经衰弱，神经衰弱会影响骨关节及肌肉休息，长此以往，颈肩部容易疼痛。

（6）进行适当的体育运动，有利于预防颈椎痛，但要避免猛回头和反复甩脖子以及其他对颈椎有伤害的体育活动。

腰痛

（1）腰部关节或者肌肉酸痛。

（2）久坐之后，站起来的时候腰部会剧烈疼痛。

（3）不能久坐，久坐就会腰痛，尤其在没有靠背的椅子上不能久坐。

症状分析

长时间久坐办公室，活动量少，腰背挺直、腰椎间盘和棘间韧带长时间地处于紧张、僵直状态，久而久之就容易使腰背疼痛、僵硬，不能仰卧和转身。同时，久坐还会使骨盆和骶髂关节长时间负重，腰部缺少活动，气血就很容易在腰部凝滞从而出现气滞血瘀，影响下肢血液循环，而出现两腿麻木，久之可导致肌肉萎缩。在这种情况下，肌肉僵硬，稍一活动就可能扭伤或引起其他损伤，而导致腰痛。

动一动，祛病痛

如果能在办公室里忙里偷闲，适时适地地做一些运动，也可以缓解腰部疼痛。没有腰痛的人也可以降低腰部疾病的发病概率。例如，在办公室里，借助一把椅子就可以缓解腰部疼痛。下面是两套借助椅子来锻炼腰部的健身操，平时不妨多练习：

椅子操一

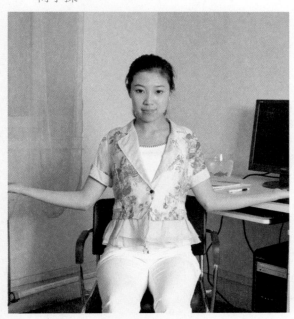

1 预备姿势：坐在椅上，两肘弯曲，小臂侧平伸，掌心向上两腿并拢，双脚尖点地，目视前方。

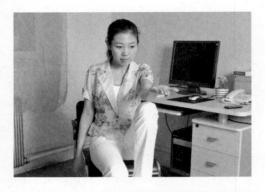

2 挺胸展体：先用左侧手臂肘部接触抬起的左腿膝盖，保持手臂水平状态，尽量让手臂与膝盖相接触，保持3~5秒，再换另一侧进行。

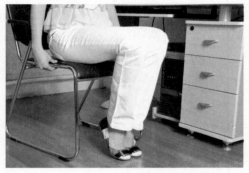

3 直坐于椅子边上，脚尖点地，目视前方。两手臂垂放体侧，两手扶椅子边沿。

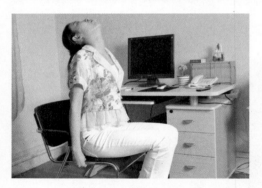

4 挺直腰背，头尽力向后仰，用力挺胸。

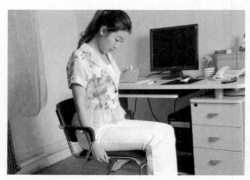

5 后背紧靠椅背上，低头，全身放松。

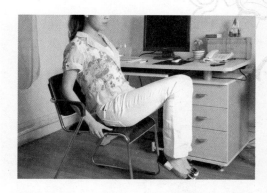

6 坐在椅子上，手扶椅子沿，屈膝，抬起两腿，保持平衡。

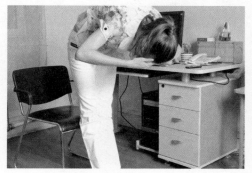

7 挺直脊背，两腿放下，脚尖点地，目视前方。然后，慢慢站起，两手揉前额，身体略前倾。

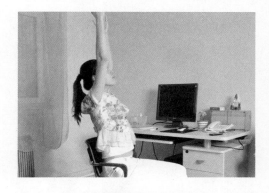

8 两臂伸直高举，目视指尖，挺胸，收腹。

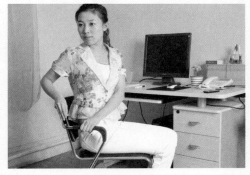

9 左、右转体，身体侧转，侧转的同时，同侧的手摸椅背。

椅子操二

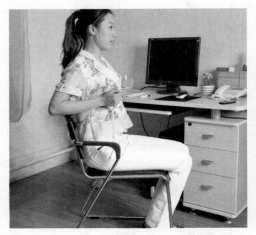

1 坐在椅子上，伸直身体，两肩向后用力使背肌收紧，两肩胛骨靠拢。保持此姿势4～6秒钟，重复4～8次。此动作有强健肩背肌力和预防肩背肌僵硬及酸痛的功效。

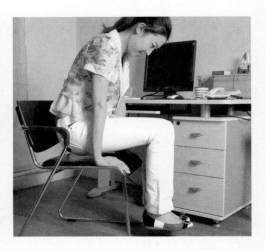

2 身体紧缩收腹，双手用力支撑，收紧臀大肌，臀部从椅子上微微抬起。保持4～6秒钟，重复4～8次。此动作可强健上肢、腰腹、臀部的肌力，有预防腰痛和坐骨神经痛的功效。

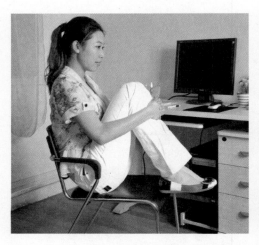

3 坐在椅子上，双腿屈膝抬起，双手抱住小腿，尽力往回使膝盖贴近胸部，重复4～8次。此动作可促进腿部血液循环，有预防下肢肿胀的功效。

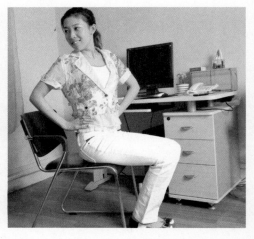

4 双手叉腰，左右转动腰部至最大幅度，重复8～12次。此动作可使腰和脊柱得到活动，并可强健腰腹部肌力和柔韧性，防止腰痛。

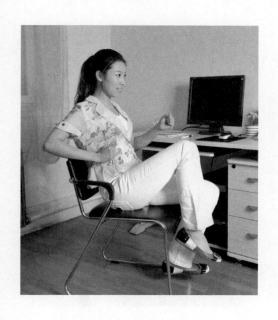

5 坐在椅子上，双腿轮流快速屈膝向上提起，双臂屈肘于体侧，交替前后摆动，重复30次。此动作可促进全身血液循环，有防止"久坐伤肉"的功效。

食疗解疼痛

具有壮腰补肾、活血通络作用的食物，如核桃、栗子、里脊肉、虾、动物肾、韭菜、山楂、丝瓜、枸杞等。钙含量多的食品有：鱼、牛奶、干酪、酸奶、芝麻、浓绿蔬菜、海藻类。蛋白质是形成肌肉、韧带、骨不可缺少的营养素，蛋白质含量多的食品有：鸡肉、牛肉、肝脏、鱼类、贝类、干酪、鸡蛋、大豆、大豆制品。B族维生素不仅可以缓解疼痛，还起到解除疲劳的作用，B族维生素含量多的食品：粳米、大豆、花生米、芝麻、浓绿蔬菜。形成结实强健的纤维环，维生素C是不可缺少的，维生素C含量多的食品：红薯、马铃薯、油菜花、花椒、青白萝卜叶、油菜、菜花、卷心菜、芹菜、草莓、甜柿子、柠檬。维生素E有扩张血管、促进血流、消除肌肉紧张的作用，用于缓解疼痛，维生素E含量多的食品：大豆、花生米、芝麻、杏仁、粳米、植物油。

下面是一些治疗腰痛的食谱。

羊肉米粥

准备材料：羊腿肉250克，粳米200克。

制作方法：羊腿肉洗净，切成小块，开水浸泡，去浮沫，置锅中；加粳米及清水500毫升，急火煮开3分钟，文火煮30分钟，成粥，趁热食用。

食疗功效：补肾阳，通经脉，壮腰脊。主治腰肌劳损，腰痛久不愈，经常复发，遇冷尤剧，四肢不温者。

养生贴士

日常护腰技巧

（1）腰部要正确用力。在坐姿时，腰部不能空，要紧靠椅背或用靠垫以使腰部直立，尤其对于长期坐着工作的人，不能让腰椎间盘后移，如司机、办公室人员等。在进行具体的活动的时候，要注意腰部的正确用力，以免损伤腰部肌肉。

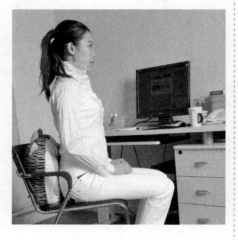

（2）腰部要保暖。风和冷会令血管收缩，血流减缓，尤其是吹过"过堂风"后，容易刺激神经，引起疼痛，特别是有伤病的部位，容易旧病复发。而温暖可以促进血液循环，促进新陈代谢，促进伤部恢复。

（3）多动脚趾。脚趾，尤其是第2趾是身体健康的晴雨表。多活动脚趾可以减少腰痛。因此，腰痛患者宜多活动脚趾，多走路，让脚趾处于灵活活动的状态，洗脚时应有意识地活动脚趾。

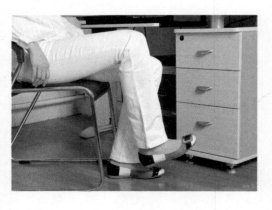

（4）倒退走。在平坦的马路上或宽敞的院子里倒退着走，步子大小和快慢根据各人的习惯而定，膝盖不要弯曲，甩开两臂做深呼吸，倒退着走的时候，可以随时转过头去望一望，以免碰着阻碍物。每次走20～40分钟，每天走一次。此法能使腰肌得到锻炼，局部血液循环得到改善，腰部韧带的弹性增强，疼痛减轻甚至消失。

（5）采取侧卧位睡觉。一般来说，躺着比站着或坐着时，腰部的承受力要轻得多，而侧卧时，腰部的承受力又轻一些。

痛源：坐姿不良痛缠身

对于整日"坐"在办公室的人来说，要说他们"不会坐"——简直有点令人发笑。可事实上并不是每个人都能掌握正确的坐姿，什么样的人该怎么坐，坐姿保持如何的状态最佳，这些都是我们需要知道的。否则的话，久坐办公室却找不到适合自己的坐姿，付出的将是健康的代价。

背部酸痛

症状表现

（1）腰酸背痛，两边肩胛骨又酸又痛。

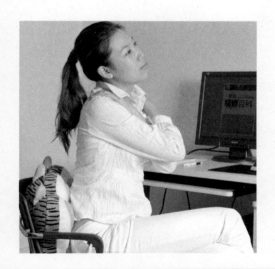

（2）酸痛会扩散到全身，有时候还会引起低烧不断。

（3）严重者坐立不安，烦躁易怒，不能好好地工作。

症状解释

腰酸背痛是一个很常见的问题，这是因为人类采取直立的姿势，用双脚走路，所以腰背部要承受全身大部分的重量，时间久了，就会造成椎骨伤害，再加上坐立的姿势不正确，缺乏运动及过分肥胖，更会加重椎骨的负担。另外，骨骼挫伤、关节炎、骨刺等疾病也是常见的原因。但是对于长期坐班的办公室工作者来讲，大部分腰酸背痛的症状是由于坐姿不良引起的。例如：如果在上班时，高高地架着胳膊，低着头，并且在桌子下艰难地跷着二郎腿，那么，工作一小时你就会感到腰背酸痛，脖子和肩膀麻木，手臂也不灵活。而这样的坐姿在办公室里经常见到。

无痛一身轻

既然不良的坐姿会引起腰酸背痛？那么，究竟什么样的坐姿才是正确的坐姿呢？以下是专家给出的建议：

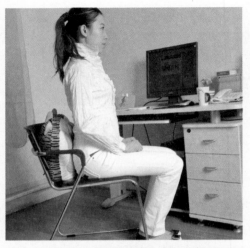

1 上半身应保持颈部直立，使头部获得支撑，肩与臂自然下垂，上臂贴近身体，手肘弯曲呈90°角，操作键盘或鼠标，尽量使手腕保持水平姿势，手掌中线与前臂中线应保持一直线。腰背部挺直，膝盖自然弯曲呈90°角，保持双脚自然着地的坐姿。

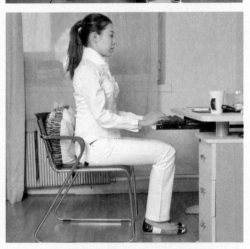

2 必须选择符合人体设计的桌椅，使用专用的电脑椅，坐在上面遵循"三个直角"：电脑桌下膝盖处形成第一个直角，大腿和后背是第二个直角，手臂在肘关节形成第三个直角。双肩自然放松，下巴不要靠近脖子。两眼平视电脑荧幕中央，座椅最好有支持性椅背及扶手，并能调整高度。

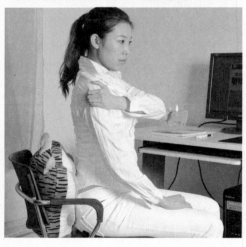

3 使用电脑每隔一小时应休息5～10分钟，做柔软操或局部按摩，同时养成规律运动习惯，针对肩颈、上肢进行拉筋及肌力训练，以增加柔软度及肌力。

4 电脑的摆放高度要合适：将电脑屏幕中心位置安装在与操作者胸部同一水平线上，最好使用可以调节高低的椅子。应有足够的空间伸放双脚，膝盖自然弯曲呈90度，并维持双脚着地，不要交叉双脚，以免影响血液循环。

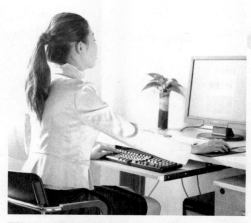

5 眼睛与显示器保持恰当的距离：眼睛与电脑显示器形成轻度向下注视荧光屏的角度，这样可使颈部肌肉得到放松。

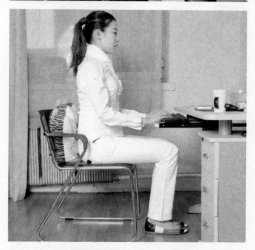

6 给背部以支撑：坐时将一个小枕头或者靠垫放在背下部的拱柱部位，这可以为背下部提供支撑，减轻对肌肉的过多压力。尤其当你坐在沙发上看电视或长距离行车时，记着给自己买个腰枕，并经常变换靠背的倾斜度。

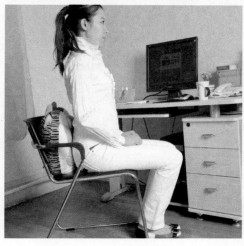

动一动，祛疼痛

对于一些长期伏案工作的人来说，腰痛背痛是常有的事。保健专家认为，以下几种运动可以帮助我们改善腰背的血液循环，消除腰酸背痛的症状。

背部酸痛舒缓健身操

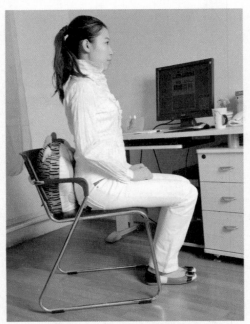

1 基本姿势：每次做各项训练动作前，先取自然坐姿或自然站立，双目平视，双脚略分开，与肩同宽，双手自然下垂。全身放松。

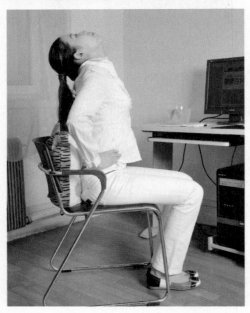

2 前俯后仰：双手叉腰，先抬头后仰，同时吸气，双眼望天，停留片刻；然后缓慢向前胸部位低头，同时呼气，双眼看地。做此动作时，要闭口，使下颌尽量紧贴前胸，停留片刻后，再上下反复做4次。动作要旨是：舒展、轻松、缓慢，以不感到难受为宜。

3 左右旋转：双手叉腰，先将头部缓慢转向左侧，同时吸气于胸，让右侧颈部伸直后，停留片刻，再缓慢转向右侧，同时呼气，让左边颈部伸直后，停留片刻。这样反复交替做4次。

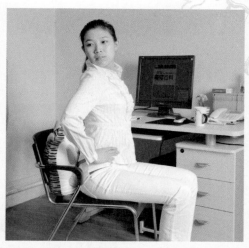

4 提肩缩颈：做操前，先自然站立，双目平视，双脚略分开，与肩平行，双手自然下垂。动作时双肩慢慢提起，颈部尽量往下缩，停留片刻后，双肩慢慢放下，头颈自然伸出，还原，然后再将双肩用力往下沉，头颈部向上拔伸，停留片刻后，双肩放松，并自然呼气 。注意在缩伸颈的同时要慢慢吸气，停留时要憋气，松肩时要尽量使肩、颈部放松。回到自然式后，再反复做4次。

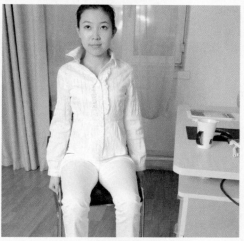

5 左右摆动：做操前，自然放松坐姿，双目平视，双脚略分开，与肩平行，双手叉腰。动作时头部缓缓向左侧倾斜，使左耳贴于左肩，停留片刻后，头部返回中位；然后再向右肩倾斜，同样右耳要贴近右肩，停留片刻后，再回到中位。这样左右摆动反复做4次。在头部摆动时需吸气，回到中位时慢慢呼气，做操时双肩、颈部要尽量放松，动作以慢而稳为佳。

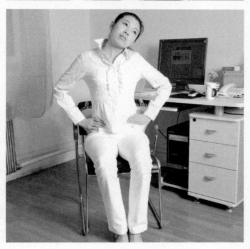

每天一分钟，缓解背痛的瑜伽体式。

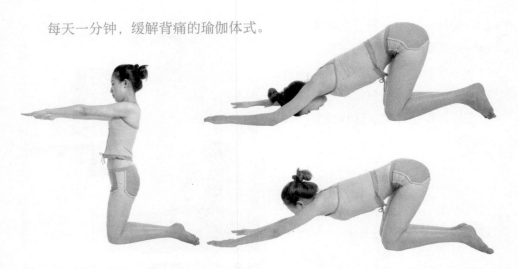

1 野兔式：此动作能拉伸背部肌肉，拉开各个脊椎关节，予以空间，减轻脊椎的压力。小腿与大腿成90度跪坐，上身挺直，在吸气的同时向上高抬双臂，然后向前弯腰，提臀，手臂和头与躯干保持在一条直线上，直至手能平放在地面上，前额触地。几秒钟后前额微抬，并保持几分钟。然后再慢慢吸气，挺直上身，还原至起始位置。

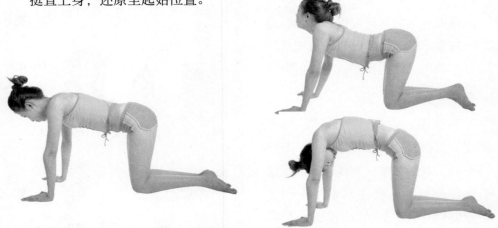

2 猫伸展式：此姿势有助于提高颈部和脊椎的柔韧性。小腿与大腿成90度跪下后，上身前弓与地面平行，双手垂直放在地面上，后一只手抬起伸直，与肩同高恢复双手撑地动作，换另一只手抬起伸直，反复做10～20次。恢复双手撑地动作，然后吸气，尽量向上抬头，挺直脊椎保持10～15秒时间，恢复双手撑地动作。尽量完全扩张腹部，最大限度地往肺里吸入足量的空气，屏住呼吸6秒钟。呼气，低头（不要太低），向上弓起身体，伸展脊椎，保持6秒钟。

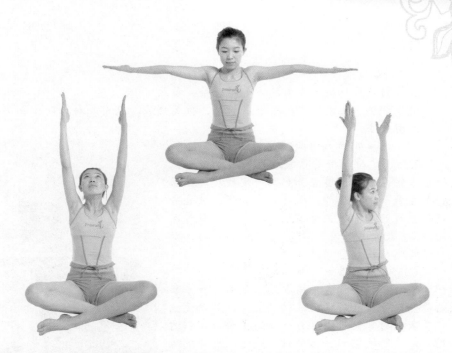

3 冰山式：此动作能使整个脊椎得到伸展，并放松背部肌肉。上身挺直，盘腿坐下。吸气3秒钟，同时向左右伸直双臂，掌心向上，再从双侧上举，直达头顶。呼气3秒钟，上半身向右旋转90°角后屏住呼吸6秒钟。然后吸气3秒钟，上身转回原位。呼气2秒钟，掌心向下，手臂从头顶放至身体两侧。注意：有严重心脏问题的人不能做此动作。

食疗解疼痛

在饮食方面，容易腰酸背痛的上班族，夏季盛产的竹笋和冰凉的啤酒都不宜多吃，因为这两种食物性属寒凉较不适宜，性寒属湿的香蕉最好也避免。

另外，下面是一些能有效缓解腰酸背痛症状的小食谱

红萝卜洋葱苹果汁

准备材料：红萝卜1根，洋葱半个，苹果1个。

制作方法：若是使用有机洋葱，只要洗净便可连皮切块，用分离式果汁机将红萝卜、洋葱与苹果分别榨汁300毫升、50毫升、150毫升，调匀成总量500毫升的果菜汁，即可饮用。

食用方法：每天喝2次，每次500毫升，喝3天停1天。

食疗功效：通筋活血，缓解疼痛。

黄豆口袋按摩腰

准备材料：30厘米左右的方毛巾一条，黄豆600克。

制作方法：把方毛巾对折缝成长袋。把黄豆装入袋中，封上口。

使用方法：

（1）睡觉前黄豆口袋热热腰。

晚上睡觉前，将黄豆袋放入微波炉中加热一分半钟左右，使黄豆加热到一定程度，然后将黄豆袋平垫在腰部，压在腰椎骨下。黄豆袋的位置最好处于第三至第五腰椎部位，且厚度应以5厘米左右为宜。重复使用3～5天后，病人的腰痛症状就会明显减轻不少。

（2）扩胸时黄豆口袋敲敲背。

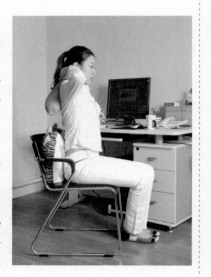

每坐1～2小时后，马上站立起来，一手拿着黄豆口袋放在肩膀上，转动上身，晃动黄豆口袋来捶打背部肌肉，另一侧的手臂做扩胸运动，每次舒展胸部3～5分钟。同时，可缓缓地上下左右活动颈部，自由自在地耸抬双肩，做深呼吸。做扩胸运动的次数、强度和频率，应根据自己的身体状况而定。

坐骨神经痛

症状表现

（1）起病急骤，首先感到下背部酸痛和腰部僵直感。

（2）有人在发病前数周，在走路和运动时，下肢有短暂的疼痛，以后逐步加重而发展为剧烈疼痛。

（3）疼痛从腰部、臀部或髋部开始，向下沿大腿后侧、膝盖窝、小腿外侧和足背扩散。

（4）在持续性疼痛的基础上有一阵阵加剧的烧灼样或者针刺样疼痛。

（5）夜间疼痛更严重。

症状解释

坐骨神经痛并不是一种病，而是常见的临床症状。很多疾病都可引起坐骨神经痛。通常我们所说的坐骨神经痛是指沿坐骨神经通路及其分布区发生的疼痛。坐骨神经分布区包括臀部、大腿后面、小腿后外侧和足外侧。其疼痛多在下午、晚上明显，可以是阵发性疼痛，也可以是持续性疼痛。疼痛多从臀部向大腿后侧、小腿外侧及足背外侧放射，站立、咳嗽可使疼痛加剧。屈膝屈髋或向健侧侧卧休息后疼痛可以减轻。

根据受压部位，可以出现全长放射性串痛，也可出现某一节段的坐骨神经痛。

对于很多上班族来讲，很容易因为坐姿不正确而引起相关疾病，导致坐骨神经疼痛。因此上班族一定要保持正确坐姿，注意休息，以预防坐骨神经痛。

养成健康好习惯

发生坐骨神经痛的话，可以采取以下措施来缓解疼痛：

1 硬板床休息，可坚持做床上健身操。

2 步行时：在行走过程中，脊柱不能偏向任何一边，身体要保持中立位，否则就易造成过度负担。正确的行走是一种自然、有节律的、看似轻松、不费力的下肢运动。行走姿势尽管很少有人在意，但对预防、治疗坐骨神经痛具有重要的意义。

3 站立时：正确的站立姿势应该是两眼平视，下颌稍向内收，胸部挺起，腰背平直，收小腹，小腿微收，两腿直立，两足距离约与肩同宽。对于需要长期站着工作的人，如售货员、理发员、交警等，容易产生腰腿痛。因此，首先应该注意站立时的姿势，尽量避免不良姿势，以减少对腰椎关节的压力。其次，就是在站立工作一段时间后，应该做一些腰部后伸、左右旋转及下肢的踢腿、下蹲等运动。

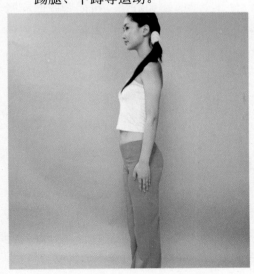 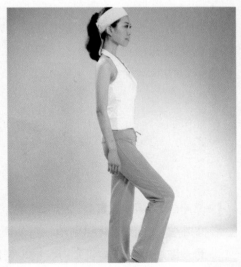

4 坐位时：经常活动一下，有利于腰部、下肢，甚至全身血液循环。

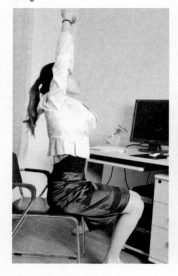 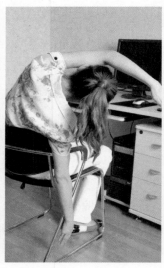 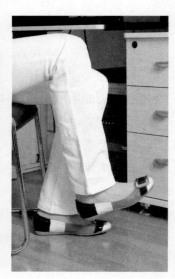

好习惯、坏习惯

　　有坐骨神经痛的病人常常因为害怕疼痛而减少活动，这样做并不利于疾病的治疗。患者应遵循"力所能及，适量运动"的原则进行锻炼，例如：早晚进行"退后走路"的锻炼，可以治疗和预防坐骨神经痛。

　　预防坐骨神经痛，应该积极进行功能性锻炼。每天早上进行向后退着走路，运动量可根据个人的年龄和体质灵活掌握。姿势可采取叉腰式和摆臂式，一般每日早晚各进行1次。在退着走路时腰部肌肉有节律地收缩和舒张，可使腰部血液循环得到较好的改善，有助于提高腰、腿部组织的新陈代谢，在一定程度上能起到较好的预防和治疗坐骨神经痛的作用，除此以外，下面日常生活和生活中的小动作也可以帮助消除病痛。

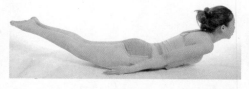 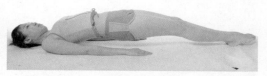

1 拉伸法：俯卧在地上，腹部贴地，头部和两腿同时有节奏地往上翘。或者采取仰卧位，头部和两腿贴地，有节奏地把腹部向上挺。早晚坚持15～30分钟，有助于增加小关节的肌张力，减少椎间盘的压力，延缓椎间盘突出的进展。

2 拍打法：两脚分开站立，俯腰后，两手半握拳，由腰、骶骨、臀部、沿腿后外侧直到踝骨，来回拍打10～15次。

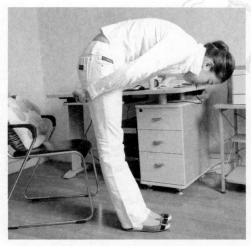

3 拨筋法：按拍打式不变，俯腰后，用手的示指、中指、环指指尖，沿坐骨神经经络通道，由上至下拨动8～10次。

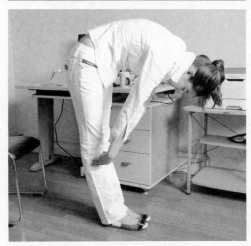

4 踢腿法：前后踢腿。两脚并立，一手扶桌子或椅子都行，一手叉腰，先左脚前后踢30～40次，脚尖上翘、腿伸直、尽量上踢，然后右脚同样踢30～40次。侧踢腿：一手臂自然下垂，一手扶桌子或椅子，左脚经右脚前向右摆踢，再由右向左摆踢，一去一来为一次，来回摆踢36次。然后换成右脚，同样做36次。踢腿有活动筋骨的作用。

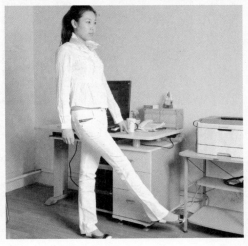

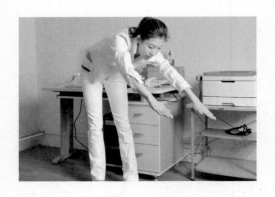

5 伸臂俯腰法：两脚分开，略宽于肩，成内八字形站立。双腿伸直，两手经体侧上举至头上方，翻掌向前下方伸按50～100次，下按时要塌腰、头微抬，手尽量向斜前下方伸直。前式不变，接着向左脚前和右脚前各伸按50～100次，要领同前。

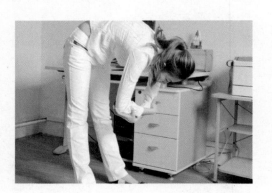

6 抱臂扶腰法：双脚分开，略宽于肩，站式不变，两手抱肘，向前向下按压36次，要求肘尽量接触地。这种做法能拉动脊椎和坐骨神经，对腰椎疾病和坐骨神经痛有明显疗效。

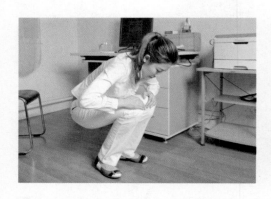 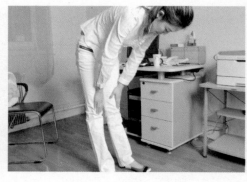

7 起蹲法：两脚分立，与肩同宽，弯腰，两手扶在膝上，接着做下蹲伸腿动作，一蹲一起为一次，共30～40次。

8 卧位健身操：患者仰卧位，脚绷直，双腿交替作屈伸动作，重复20～30次。

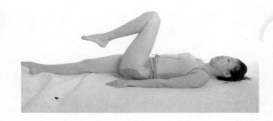

9 接着向上交替抬腿：开始时，患侧下肢上抬角度可小于健侧下肢，持续锻炼后，患侧下肢可逐步增加抬高的角度。

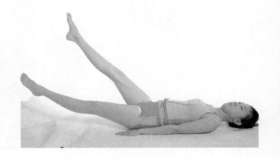

10 坐位健身操：坐于椅上，双腿垂地，足跟着地，足尖翘起，双手平放腿上。坐好后逐步向前弯腰，双手推向足部。初练时双手可能仅能达到小腿部，坚持锻炼后能够达到足背和足尖。

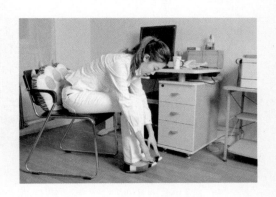

11 站立健身操：患者双手叉腰站立，先轮流直腿向前抬起，接着尽量分开两腿站立，轮流弯曲膝关节，使身体呈弓形下蹲。此时可使没有屈曲膝关节的下肢受到牵引和拉伸。

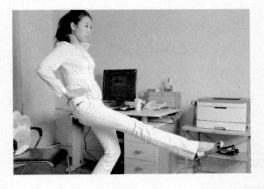

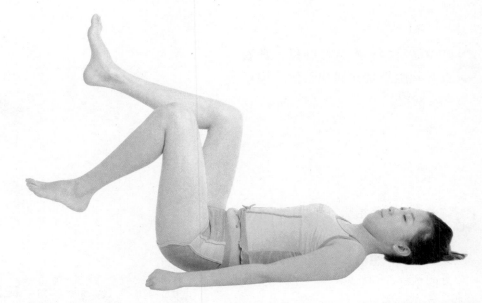

12 踏自行车运动：仰卧位，两下肢像骑车般轮番踩踏，踩踏幅度可逐渐增加，重复40～50次。

食疗解疼痛

预防坐骨神经痛饮食注意事项

（1）适当控制饮食的量，合理搭配杂粮。严禁暴饮暴食，如果对饮食的量和质不能科学控制、搭配，那么肥胖就不可避免。

（2）多食两素，即维生素和纤维素。尤其是B族维生素，它是神经代谢非常重要的物质。维生素C、维生素D等是人体不可缺少的营养物质，有些脂溶性维生素易引起缺乏，所以应适当吃些牛奶、粗米、粗面、胡萝卜、新鲜蔬菜和水果来补充。适当吃些坚果，如核桃、白果、松子等，它们含丰富的神经代谢营养物质。

（3）少量饮酒。少量饮酒对本病有益，根据各人酒量不同，多者不宜超过50毫升，因为酒量过多，对肝脏损害较重，降低机体免疫力，对疾病恢复有严重影响。

适合坐骨神经痛患者的食谱

乌头汤

准备材料：香米50克，生川乌10克，薏苡仁6克，姜汁、蜜少许。

制作方法：以上三者共放锅中，加水500毫升，水沸后取微火煮，并下姜汁、蜜3勺，煮至米烂为度。

食疗功效：此方具有温经散寒，除痹止痛，可用于寒痹邪实之筋骨剧痛、不得屈者。此方疗效较好，但乌头不宜多食，故不宜长期食用。

养生贴士

发生坐骨神经痛的话，可以采取以下措施来缓解疼痛

（1）运动后要注意保护腰部和患肢，内衣汗湿后要及时换洗，防止潮湿的衣服在身上被焐干，出汗后也不宜立即洗澡，待落汗后再洗，以防受凉、受风。

（2）在急性疼痛期，不要捡太重的重物，不要用腿、臂和背部用力上举重物，可推但不要拉重物。

（3）为了避免牵拉坐骨神经，以减轻疼痛，患者常有一些特殊的减痛姿势，如睡时喜向健康一侧睡，病侧下肢的髋膝部微屈；坐下时以健康侧的臀部着力；站立时身体重心移在健康侧，弯腰拾物时，患肢膝部屈曲，时间一久便造成脊柱侧弯，大都弯向病变一侧。任何牵拉坐骨神经的试验都可诱发或加重疼痛，所以一定要注意。

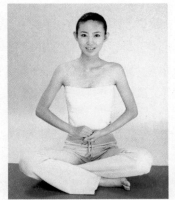

人们在日常工作当中，正确的姿势加上有规律的体育锻炼，对预防坐骨神经痛也是非常重要的。因此，一定要注意平时坐卧行立的姿势。

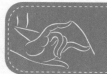

痛源：经常加班

超时加班现象在现实生活中比比皆是。于是，由此引发出来的一系列健康问题，尤其是疼痛问题成了困扰"加班族"最严重的健康隐患之一。

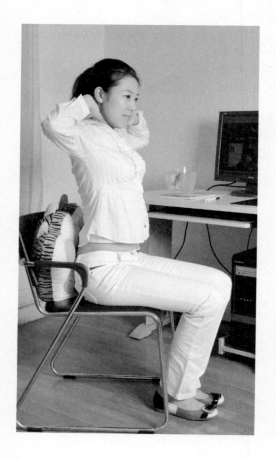

肌肉痛

症状表现

（1）全身倦怠，发生肩痛、颈痛、背部肌肉痛，以及落枕、便秘、眼睛酸涩、视力减退等病症。

（2）有人肌肉疼痛的同时，会伴有低热、抑郁、注意力不集中等症状。

（3）严重者往往还会引起淋巴结肿大而影响正常生活。

症状解释

以上症状可统称为慢性疲劳综合征。它的发生不是一个单纯起因，而是与生理、心理等多种因素密切相关。经常加班者生活不规律，一些人在办公室一工作就是几个小时不动。由于运动不够，睡眠不充足，血液循环不畅，日积月累，这些症状就会慢慢出现。再加上因竞争激烈，工作压力大，导致精神长期处于高度紧张的状态，从而加大了疲劳综合征的发病概率。专家提醒，办公室里经常加班的人员，应警惕这种病症，做到早期预防、合理保健。

养成健康好习惯

对于经常加班的人来说，除了尽可能地缩短加班时间，补充睡眠外。在加班过程中，注意健康细节，更是预防和缓解肌肉痛的关键。

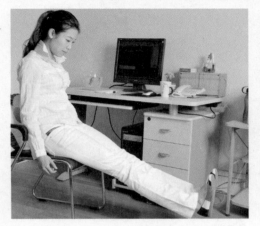

1 每隔1～2小时，左右摇动双腿5分钟，可改善下肢循环，舒缓膝腿、腰部的僵硬。或者坐着把脚伸直，把脚尖往上往内翘，使整只脚的背后经络感觉酸痛，以改善脚部的血液循环。

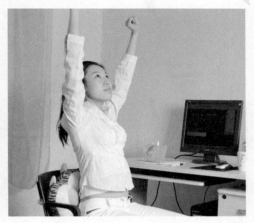

2 常伸伸懒腰，松弛一下脊柱，畅通呼吸。伸展肌肉很重要，因为在久坐的过程中，若不伸展肌肉，它们会就此紧缩，使肌肉更痛。伸展肌肉不仅可以缓解目前的疼痛，也能预防以后的肌肉疼痛。

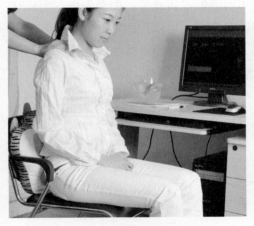

3 轻轻地按摩搓揉疼痛肌肉，最好是有别人帮你按摩，力度以感觉舒服为宜。

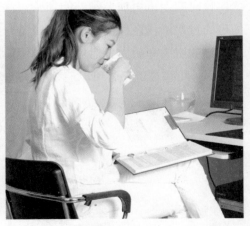

4 天气寒冷的时候，感到肌肉僵硬不适，应添加衣服或喝点热水以保暖。

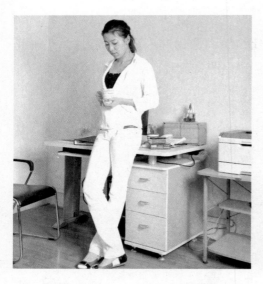

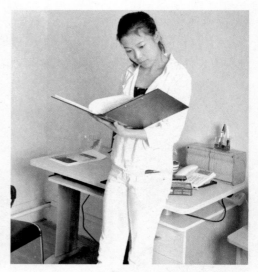

5 经常起立，这个简便的方法可以消除腿或足部的痉挛。

6 不停变换姿势和位置，长时间弯身向前倾，手腕及前臂皆容易发生肌肉痉挛及疼痛。工作时，随时调整键盘或文件至较舒适的位置，可以减少肌肉的负担。

缓解肌肉酸痛的健身操

　　长时间上班再加上额外的加班，背部和肩部最容易疲劳。但是如果人们能在加班的过程中注意保健，适当地多做一些活动的话，可以帮助自己消除疲劳，锻炼自己的肌肉和耐力，避免不必要的损伤，甚至能更好地舒缓工作压力，提高工作效率。更重要的是，可以避免很多疾病的发生。

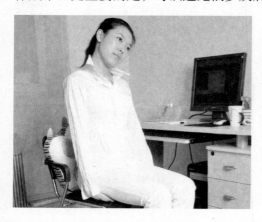

1 颈部：坐姿，腰背挺直，手掌放在臀部下面，头向一侧肩膀尽量靠拢，此时应可感觉到颈部肌肉被拉开，然后可以用同侧手轻轻施压，进一步抻拉肌肉，但切记不可用力过大，否则会拉伤肌肉。保持均匀呼吸同时保持姿势至少15秒。然后换另一侧重复此动作。

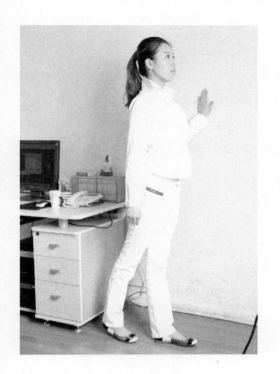

2 美胸：可以站在墙边，离墙约半步，同样抬高手臂肘关节弯曲搭在墙上，同侧脚向前迈半步，身体微微向前拉开胸肌，保持10秒钟，每天10～15次。

3 俯卧，双手置于体侧。慢慢抬起一条腿与身体平行，保持3～5秒放下，然后再抬起另一条腿，每次3～5秒。开始练时，可能做的次数不多，但必须保持正确姿势。以后逐渐增加练习次数。若练习时坚持时间短，可以稍作休息后再做。

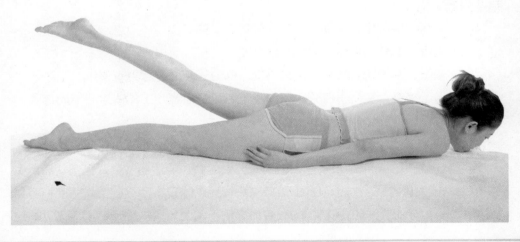

食疗解疼痛

治疗肌肉酸痛的饮食疗方

莲子百合煲瘦肉

准备材料：莲子（去芯）20克、百合20克、猪瘦肉100克。

制作方法：加水适量同煲，肉熟烂后用盐调味食用。每日1次。

食疗功效：具有清心润肺、益气安神之功效。适宜于加班后干咳、失眠、心烦、心悸以及肌肉酸痛等症者食用。

养生贴士

巧用精油缓解肌肉酸痛

现在流行精油美容和养生，有条件的也可以利用精油来促眠和缓解肌肉酸痛。

（1）泡澡时，在水中滴入3～5滴迷迭香精油；先按摩放松紧张的肌肉，再轻按痛点可解除痉挛；最后再将头部轻微上提的同时，轻摇颈部以理顺经络，疼痛即可缓解。这样能减轻风湿和关节炎所引发的疼痛，更能缓解由于过度劳累引发的肌肉疼痛。

（2）迷迭香精油也可以香熏使用，能起到镇定减压的功效，可强化心灵，活化脑细胞；也可以在淋浴时，滴1滴迷迭香精油在沐浴球上，使之同沐浴露能充分融和，若长期使用还能收紧肌肤。

（3）洗澡之后，用香草提炼出的精油做个按摩，例如迷迭香的精油不仅可缓解肩膀痛及肌肉痛，还有镇静情绪的效果。

神经衰弱性头痛

症状表现

（1）头痛、偏头痛、头涨、失眠、记忆力下降。

（2）失眠、多梦、遗精（男性）、盗汗。

（3）紧张、易激动、敏感、烦躁不安，脑力迟钝、注意力难集中。

（4）易于兴奋，又易于疲劳；精神疲乏、记忆困难、工作或学习不能持久。

（5）常感脑力和体力不足，工作效率低下。

症状解释

神经衰弱是指由于某些长期存在的因素，引起脑功能活动过度紧张，从而产生了精神活动能力的减弱。对于很多上班族来讲，经常加班，超强的工作强度很容易诱发神经衰弱。在工作压力和焦虑的心情的影响下，上班族的神经衰弱症又以神经衰弱性头痛最为明显。有的人并没有患上什么病症，只不过偶尔头痛，其实这就是神经衰弱的症状表现。所以说，上班族如果经常头疼一定要注意，最好尽早到医院做相关检查，以免加重神经衰弱的其他症状，延误病情，损害身体健康。

养成健康好习惯

1 冷水浴：冷水的刺激有助于强壮神经系统，增强体质。因此，神经衰弱患者适宜于做冷水浴，最好在早晨起床后进行。先用温水擦身，经过一段时间锻炼，习惯以后改用冷水擦身，最后用冷水冲洗或淋浴，每次30秒到1分钟左右。从夏天起可以参加游泳，如能坚持到秋冬，效果更大。

2 散步和旅行：根据实验研究，神经衰弱患者作较长距离的散步（例如2～3公里），有助于调整大脑皮质的兴奋和抑制过程，减轻血管活动失调的症状（如头痛、两太阳穴跳痛等）。

3 情绪较差、精神萎靡不振的患者，适宜于进行提高情绪的游戏或运动，如乒乓球、篮球、划船、跳绳、踢毽子等，也易于在户外做轻量劳动。

按摩祛病痛

体育锻炼是神经衰弱综合治疗的一个组成部分，是缓解神经衰弱性头痛的主要技巧之一。除进行体育锻炼外，还可以尝试按摩的方法来治疗和缓解神经衰弱症。

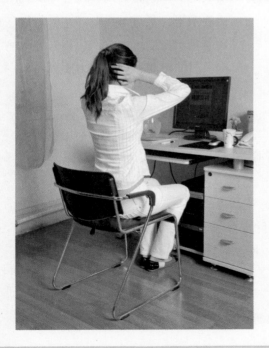

1 鸣天鼓：两手心掩耳，双手除拇指外，其余四指依次弹击脑后风池穴附近20～30次，可听到击鼓样的声音，这对减轻头昏头痛有一定的作用。风池穴属足少阳胆经，敲击或按摩这个穴位能治头痛、目眩、项强等疾患，用双手弹击两侧风池穴就是用"点叩"的手法对这个穴位进行按摩，有助于减轻头痛症状，也可起到预防的作用。

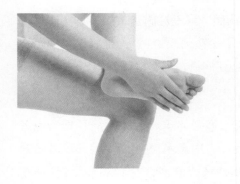

2 搓涌泉：两手搓热后，用右手擦左足心，至足心发热为止，然后依法用左手擦右足心。一般以擦5～10次为佳。涌泉穴位于足心，为足少阴肾经的起点，按摩此处，能引导虚火下降，有助于治疗头痛、失眠、心悸。

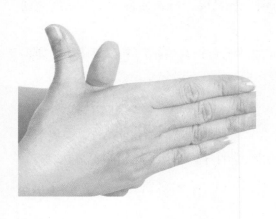

3 按摩疗法：合谷穴配内庭穴。合谷穴位于双手大拇指与示指分叉处向尺骨侧一寸处。内庭穴：位于双足第二、三趾之间。按摩这两处穴位可治疗神经性头痛、失眠性头痛、颈后疼痛等疾病。按摩合谷穴时，可用拇指顺时针和逆时针方向交替按摩。内庭穴可用双手拇指直接点压双足二、三趾之间，可立即起到止痛效果，坚持每日2～3次，每次10分钟。按摩这两个穴位后，一般3～5日即可起到满意的治疗效果。

食疗解疼痛

中医认为，神经衰弱多为阴虚阳亢、心肾阴虚、心脾两虚、肾阳不足所致。治疗应以理气解郁、滋阴降火、补脾益肾养心为主。具体可用下列食疗方：

凉拌猪脑

准备材料：猪脑100克、芝麻油10克，黄酒、葱、姜、酱油、蒜泥各适量。

制作方法：将猪脑泡入清水中，剔除血筋洗净，沥水后加适量黄酒、葱、姜，入屉用旺火蒸20分钟左右以后取出，待凉后，加入芝麻油10克，酱油、蒜泥各适量，拌匀即成。

食用方法：与正餐同食用。

食疗功效：适用神经衰弱者失眠、多梦、记忆力减退、头昏、乏力等症状。

红枣薏苡仁粥

准备材料：糯米、薏苡仁各50克，红枣10枚。

制作方法：取糯米、薏苡仁、红枣洗净，加水共煨粥。

食用方法：每天服食2次，连服10天。

食疗功效：适用于心肾不交型患者，以及癫狂、精神分裂症等。

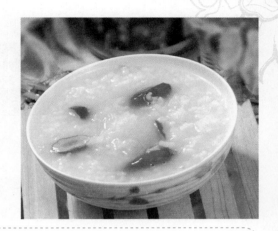

养生贴士

常吃猪蹄可预防神经衰弱

（1）食用富含甘氨酸的猪蹄，对调整正常的神经元的功能活动也有积极作用。不过，值得注意的是，因猪蹄油脂较多，动脉硬化及高血压患者少食为宜；另外，如果有痰盛阻滞、食滞者应慎食。

现在流行精油美容和养生，有条件的也可以利用精油来促眠和缓解肌肉酸痛。

（2）引起神经衰弱的原因有环境因素和内在因素，因此，应该从这两方面来进行预防。

（3）不要无休止地加班，进行超强度的工作。

（4）即使工作再紧、时间再急，也要抽出一定的时间来休息。

（5）避免从事不适合自己的体力和精神的活动。

（6）避免做一些力所不及的事情，或好高骛远，想入非非，杞人忧天，为了名利和地位而费尽心机是不好的。

（7）培养自己豁达开朗的性格，遇事要从大事着想，明辨是非。

（8）处理人际关系时，提倡严于律己，宽以待人，互相理解、体谅，是防止人际关系紧张的有效方法之一。

（9）善于自我调节，有张有弛，对待工作不要过于紧张。合理安排好工作、学习和生活的关系，做到有张有弛，劳逸结合，这样做还能提高工作效率。

（10）经常参加体育锻炼和文体活动，如跳舞、唱歌，使心情舒畅，从而摆脱烦恼。

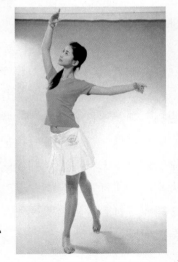

痛源：不正确饮水

因为工作的需要，很多人以上厕所不便为由，不渴就不用喝水。岂不知，人的生活离不开水。成人体内水分约占60%，如果水分减少到原有体重的20%，人就无法存活。在现实生活中，由于忘记补水，口渴才喝水，以饮料代替水等种种不当的饮水习惯，让很多上班族为此付出了健康的代价。

便痛

症状表现

（1）大便干燥，排便时费力。

（2）便秘者排便时，会伴有时间延长，难于排出，肛门坠胀、疼痛。

（3）经常便秘者还会引起了多屁、食欲缺乏、头晕乏力等症状。

（4）严重的便秘者会出现腹胀、腹痛、烦躁不安等症状，这些都可增加心脏耗氧量，加重心脏的负担。特别是排便过度用力，可使某些疾病患者心律失常，心肌耗氧量急剧升高，极易诱发心绞痛，甚至导致心肌梗死，动脉瘤及室壁瘤破裂。

症状解释

人体内细胞不断进行代谢、排出废物、散发热量都会损失水分，因此保持人体每日水分摄入与排出平衡十分必要。人们吃进口中的食物经过胃和小肠

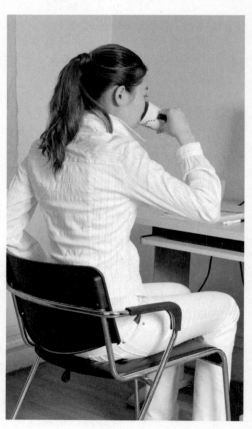

的消化、吸收后，还会留下一些残渣，通过小肠的蠕动把这些食物残渣和许多的水分及一些电解质推送入结肠。当饮水不足时，身体内缺水者就会便秘。很多上班族，出于种种原因，忘记给自己的身体补充足够的水分，很容易出现便秘，从而出现大便痛。"欲得长生、肠中常清，欲得不死、肠中无滓。"

无痛一身轻

对于大多数患有便秘症状的上班族来讲，饮水不足是造成便秘的主要原因。上班族为了预防和防治便秘，应该养成良好的饮水习惯。

（1）早起饮盐开水或空腹喝下一杯蜂蜜水。早晨醒来，由于人们在夜间滴水未进，体内水分减少，血液浓度增加，血流缓慢，代谢废物积聚。清晨空腹饮一杯淡盐开水，既可解渴补充水分，又可消毒洗肠胃、降低血液浓度、使血流通畅，有助于促进新陈代谢、刺激胃肠道蠕动、软化大便、防治便秘。

（2）饭前1小时要喝上一杯凉开水。水在胃中只停留2～3分钟，就进入小肠，被吸收入血液，能较快满足全身组织细胞对水的需求，保证分泌一定量的消化液，有助于食物的消化和吸收，防止便秘。

（3）睡前饮用白开水。夜晚睡觉前喝一杯白开水，可帮助消化，增进循环，增强解毒和排泄能力，加强免疫功能。

（4）午休以后，喝一杯淡淡的绿茶水。午休后精神不佳，清茶有醒脑提神、润肺生津、解渴、利尿、通便的功效。

总的来讲，为了保持大便通畅，一般每日最少应该饮用6～8大杯的水，这才能使肠道保持足够的水分，有利于粪便排出。

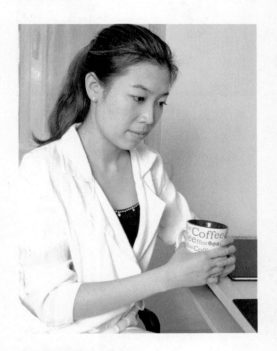

按摩祛病痛

俗话说：大便不通心事重重，大便一通浑身轻松。不少人常为习惯性便秘而苦恼。患有习惯性便秘的人，如能每天坚持认真做腹部按摩操，不仅能够增加腹肌和胃肠平滑肌的血流量，促进新陈代谢，还能增强肠壁的张力和胃肠的蠕动，促使大便通畅。

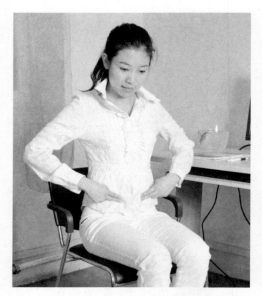

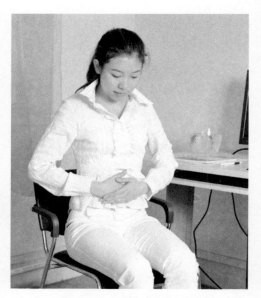

1 取坐或仰卧的姿势，尽量放松腹肌，用两手示指和中指的指端，同时轻轻按摩两侧的天枢穴（即离肚脐左右两侧3厘米处）约1分钟。

2 两手手心和手背相叠，以肚脐为中心，沿顺时针方向缓慢地在肚脐周围小范围按摩腹部50圈。按摩力量要适中，以能带动内脏为宜。

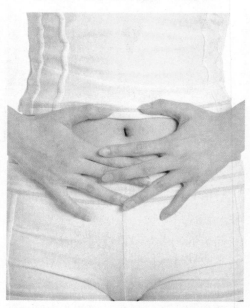

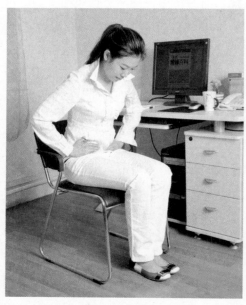

3 在肚脐周围大范围按摩腹部50圈。注意，不能逆时针方向按摩腹部。

4 两手相叠，从胸口偏左处开始向下腹部方向按摩50次。

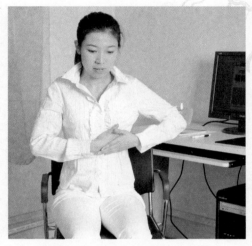

5 每次排便时，做提肛拍骶锻炼：吸气时，意念轻轻地收缩肛门周围肌肉；呼气时，意念排便，这样反复提肛20～30次；大便结束后用空心拳轻轻拍击骶部20～30次。

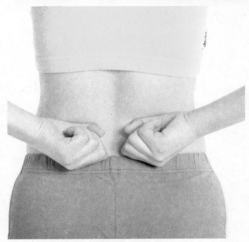

6 摸颈拍腰高踏步：右手摸到颈后，左手拍打后腰，最好用手心，同时配合左膝尽量向右上方抬高，头转向左边。身体保持挺直，换边再做。轻拍颈部、腰部，有助于活化副交感神经。上身挺直有助胃部排气，消除胀气。高踏步运动，利用髋关节和大腿对腹部的刺激，协助腹部肠子的蠕动，有利排便。

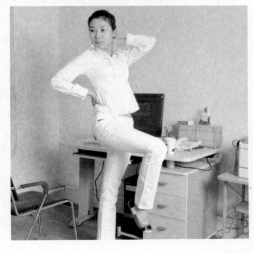

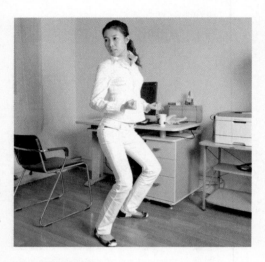

7 扩胸马步扭腰腹：半蹲马步，双手握拳，双肘弯曲90°角分置身旁，拳头朝上，保持上半身姿势不动，只向左右转动腰腹部，每秒转动一次，嘴巴张开放松，让肺部空气自然进出。此动作可训练腹斜肌，并挤压按摩结肠大肠，帮助大便成形、排出。放松胸部让空气自然进出，可以舒缓身心。

食疗解疼痛

预防和治疗便秘的食疗方

银耳炖冰糖

准备材料：银耳10克，大枣15枚，冰糖适量。

制作方法：将银耳洗净泡发，放在碗中，加入冰糖、大枣，隔水炖1小时即可。

食用方法：饭前饭后均可食用。

食疗功效：适宜便结难解，头晕心悸者，能养血润肠。

养生贴士

防止便秘食物大集锦

（1）番薯。番薯能使大便畅通易解，慢性便秘者食之宜。也可用鲜红薯叶250克，加油、盐炒菜吃，一次吃完，早晚空腹各吃一次，适宜大便燥结之人。

（2）阿胶。阿胶能滋阴补血润肠，适宜体虚便秘者食用。

（3）香蕉。香蕉能清热、润肠、解毒，适宜热性便秘和习惯性肠燥便秘之人服食。香蕉生食，每日2~3次，每次2支。

（4）桑葚。桑葚能滋阴润肠，适宜体虚之人肠燥便秘，也适宜慢性血虚便秘者服食。用新鲜的黑桑葚挤汁，每次服15毫升，每日2次。

（5）甘蔗。甘蔗清热、生津、润肠，适宜热性便秘者服食。可用青皮甘蔗汁、蜂蜜各1酒盅，混匀，每日早晚空腹服下。

（6）松子仁。松子仁适宜慢性肠燥便秘者食用，有养液、润肺、滑肠之功。可用松子仁30克，每日早晚同粳米煮粥吃。或用海松子仁250~500克，炒熟后捣烂，同白糖500克，再加适量清水，一同用文火熬成膏，冷却后装瓶内，每日早晚空腹食用，开水冲饮。

痛源：趴着午睡

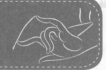

午睡是补充精力，让心脑血管借以小憩的"驿站"。但上班族由于条件限制，大多数都是中午在办公室里伏案睡觉或趴着打盹。于是，这样长期形成坐着或趴着午休的习惯，给身体健康带来了不少的麻烦。虽说，趴着睡一会也很香，但大多数人醒来后，就觉得胳膊麻痛，有时候还会因此而伤风感冒。于是，一场午睡成了"误"睡，真是得不偿失。

（2）严重的胳膊麻痛者，有针扎的感觉，暂时性视力模糊，胳膊无法活动，需要十几分钟时间症状才能得到缓解。

（3）有的人还会手臂麻痛，没有知觉，会持续好长时间，眼前发黑无法正常行动，甚至还会出现瘫痪、呼吸困难。

（4）长期压迫手臂和脸部，会影响正常血液循环和神经传导，使两臂、脸部发麻甚至感到酸痛，如果不加注意，时间长了会演变成局部性神经麻痹或使脸部变形。

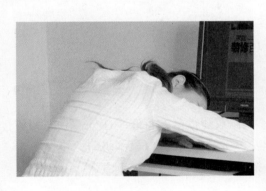

胳膊麻痛

症状表现

（1）午睡后手臂远端以及手指麻木，伴有疼痛、皮肤蚁行感，胳膊动起来费劲，稍微按摩摇动后症状消失。

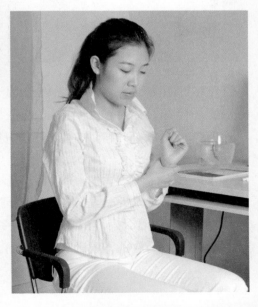

症状解释

　　由于趴着睡觉的姿势，使身体弯曲度增加，导致呼吸不通畅，体内氧气供应自然会不充足。而且伏案午睡会压迫到胸部，影响呼吸。而直接压迫双臂，会使得血液无法正常循环，影响正常血液循环和神经传导，两臂、脸部就会发麻甚至感到酸痛，长此以往有可能产生局部性神经麻痹。用手当枕头还会使眼球受压，久而久之容易诱发眼病。

每天动一动

　　上班族午间运动方案

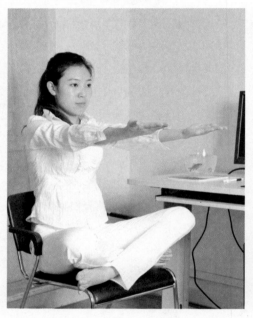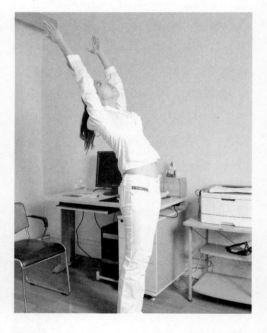

1 午休瑜伽动作：脱掉鞋子，坐在椅子上；双腿盘坐，将双手往外伸直，和肩膀一样高；手心向上，再迅速往上举，手心对手心；以鼻子吸气，迅速将手臂放回原位，同时呼气。反复约1分钟之后休息，再重复。

2 趁机消耗脂肪：先热身两分钟，然后轮流做3分钟快速健步走和1分钟的缓冲时间。快速健步走时，每一次将健步机的坡度慢慢拉高，休息时坡度回到零，来回反复5次。接下来，做5分钟的腹部和背部运动，5分钟的伏地挺身，最后，以5分钟的伸展运动缓和体力。

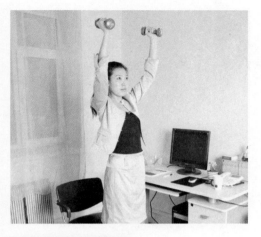

3 跳跳绳，平衡肌力：轮流两分钟的快速跳绳，配合一分钟的举重健身器材运动，要不断活动，保持高心跳率，消耗的卡路里也会比较多。每一次使用不同的举重器材，以确认能运动到不同的身体部位。

拉伸按摩祛病痛

趴着午睡使身体长时间保持某一个姿势，很容易对脊椎造成压力，导致局部肌肉疲劳，进而引发颈椎病、肩周炎、腱鞘炎、肌肉劳损等。下面这些健身训练，可以帮助我们的身体尽快恢复。

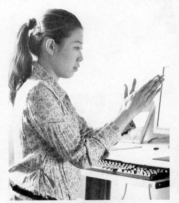
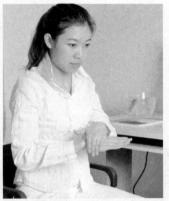

1 先将左右手的手心互相摩擦，然后左手心摩擦右手背，右手心摩擦左手背。

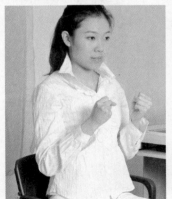
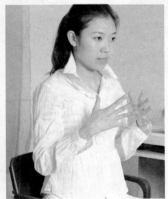

2 双手在胸前不断做握拳、伸拳动作，每个动作各做16次。

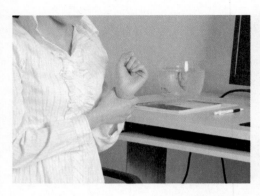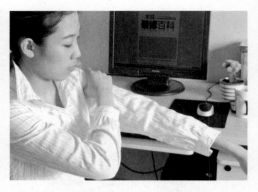

3 右手掌紧握住左手腕的内侧，沿臂内侧用力向上擦至肩膀，再翻过肩峰，由外侧向下擦至左手背，反复共做16～32次。然后，两手臂交换再做16～32次。接着右手轻捏左肩，从上到下，先外后内共做16～32次。换手再做16～32次。

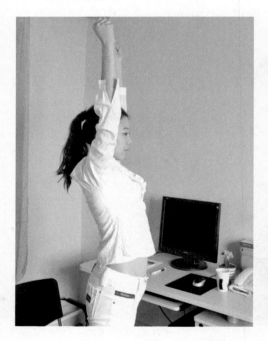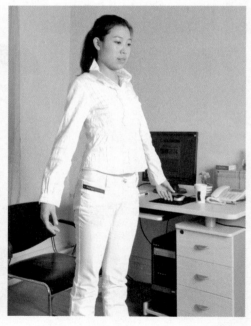

4 站立，双脚略分开，两肩尽力平展开，双臂平行上举。双掌尽力向上延展，挺胸目视前方，双肩双臂用力伸展，两手掌相对，保持腰背挺直。每日3次，每次15～20遍。

5 站立，双臂自然下垂，快速抖动上肢1分钟，然后上肢握拳、高举过头，数到10放下，再重复。反复做10分钟，每天做三次。

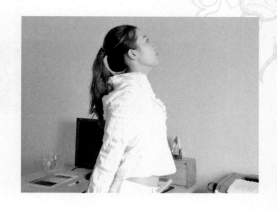

6 直立，两手在背后交握，两肩夹紧下垂，手臂带着胸部往上提升，越高越好。手臂上提时用鼻子吸入尽可能多的氧气，放下时呼出。

食疗解疼痛

午休之后，如果感到身体部分肢体麻木，或者由于长期的不正确午休已经造成了身体部分肢体的经常性的麻木，可以通过一些特殊的饮食来缓解身体的麻木和酸痛。

黑木耳红糖羹

准备材料：黑木耳50克，蜂蜜50克，红糖25克。

制作方法：将木耳洗净放碗内，蜂蜜、红糖拌于其中，放锅内蒸熟食用。

食用方法：每天一次，分3天服完。

食疗功效：适合肢体无力、手足麻木，气虚血瘀者。

养生贴士

在日常生活中，容易上肢麻木的人，除了多锻炼手指和四肢，要注意正确午休

（1）午休最好睡在沙发上，这样能使身体伸展开，放松地进入睡眠。

（2）没有合适的沙发也可以选择几把舒适的椅子，摆在一起，将其中一把椅子的椅背调整为最低状态，然后靠在上面，腿尽量伸展开放在椅子上，就可以入睡了。

（3）不要用手臂代替枕头，这样不仅会发生胳膊麻痛现象，还会严重地压迫眼球，增加眼部的压力，久而久之容易增加青光眼的发病率。

（4）睡觉时脑袋耷拉在椅背上是不对的，因为这样可能造成头部血流量减少，不能达到午休的目的。所以最好在头后垫一些柔软的物品做枕头。

（5）最好把腿放在椅子上午休，这样有利于腿及全身的血液循环，能够使下半身彻底放松，尤其可以预防腿部静脉曲张的职业病；将裤带放松，便于胃肠的蠕动，有助于消化。

（6）在饮食上，还应采取低盐饮食，多吃含有维生素B_1的食品，如坚果、全麦谷物、绿叶蔬菜等。

痛源：空调招来的疼痛

空调病是空调给人们带来舒爽的同时，带来的一种"疾病"。长时间在空调环境下工作学习的人，因空气不流通，环境得不到改善，会出现鼻塞、头昏、打喷嚏、耳鸣、乏力、记忆力减退等症状，以及一些皮肤过敏的症状，如皮肤发紧发干、易过敏、皮肤变差等等。这类现象在现代医学上称之为"空调综合征"或"空调病"。

空调病

症状表现

（1）畏冷不适、疲乏无力、四肢肌肉关节酸痛、腹痛、吐泻、头痛、腰肩疼痛。

（2）感到疲倦，皮肤干燥，手足麻木，头痛咽痛，神经痛，胃肠道不适。

（3）女性还会出现，月经提前或延迟、经量稀少、经期缩短、月经失调等症状。

（4）严重者还可引起口眼歪斜，患侧口角歪斜。

症状解释

过冷的刺激，会使人体皮肤温度出现差别，即四肢的温度低于躯干的温度。手足降温，而人体调节温度的能力对此却无能为力。从温度较高的室外或其他房屋，进入有空调设备的室内，温差较大且温度骤变，人体的自主神经系统难以适应，就会出现空调病的症状。在空调房里，负离子几乎等于零。空气负离子被人们称之为空气"维生素"，若缺乏负离子可使人感到空气"不新鲜"，工作效率和健康状况明显下降。此外，由于空调房间通常是封闭的，虽然空调系统能将空气中大部分灰尘和细

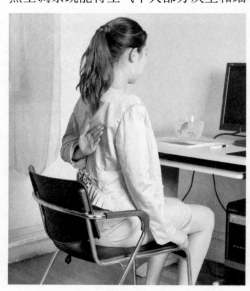

菌过滤掉，但空气中残留的细菌仍然会造成污染。人们长时间生活在单调不变的空调环境中，人体的生物调节能力受到破坏，也会造成自主神经功能紊乱。

好习惯，坏习惯

空调病的主要症状，因每个人的适应能力不同而有所差异。因此，重视对空调病的防治，才是关键。

（1）使用空调必须注意通风。开机1～3小时后关机，然后打开窗户将室内空气排出，使室外新鲜气体进入。每天应定时打开窗户，关闭空调，增气换气，使室内保持有一定量的新鲜空气，且最好每两周清扫空调机一次。

（2）从空调环境中外出，应当先在有阴凉的地方活动片刻，在身体适应后再到太阳光下活动；若长期在空调室内者，应常到户外活动，多喝开水，加速体内新陈代谢。

（3）空调室室内温度和室外自然温度不宜过大，以不超过5℃为宜。空调最适当的温度应该调节在26℃。

（4）夜间睡眠最好不要用空调，入睡时关闭空调更为安全，睡前在户外活动，有利于促进血液循环，预防空调病。

（5）在空调环境下工作，不要让通风口的冷风直接吹在身上，大汗淋漓时最好不要直接吹冷风，降温太快，很容易发病。

（6）应经常保持皮肤的清洁卫生，这是由于经常出入空调环境、冷热突变，皮肤附着的细菌容易在汗腺或皮脂腺内阻塞，引起感染化脓，故应常常洗澡，以保持皮肤清洁。

（7）使用消毒剂杀灭与防止微生物的生长；增置除湿剂，防止细菌滋生。

（8）不要在静止的车内开放空调，以防汽车发动机排出的一氧化碳回流车内，而发生一氧化碳中毒等意外。

（9）工作场所注意衣着，应达到空调环境中的保暖要求。

（10）要是长时间坐定办公，如打字、书写、接线等，应适当增添穿脱方便的衣服，膝部覆盖毛巾等物予以保护，同时注意间歇性地站起活动活动，以增进末梢血液循环。

（11）下班回家，首先洗个温水澡，自行按摩一番，如能适当运动下更好。

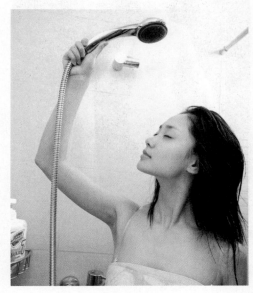

每天动一动

为了避免患上空调病，有必要多到户外接触大自然。冬天不管多冷，至少要走出户外一小时，做一次深呼吸。夏天不要因为酷热就一直待在冷气效果好的地方，尽可能在太阳下，让汗有流出来的机会是很重要的。也就是说，在平常的生活中，要锻炼出不至于患上空调病的身体。

一般人使用冷气往往会嫌换气很麻烦，但是换气却是十分必要的。因为常在空气不好的地方，会引起头痛。另外，治疗冷气病、暖气病最有效果的穴位是从颈部凹洼下4厘米处，左右离2～3厘米处，一面缓缓吐气，并按压此

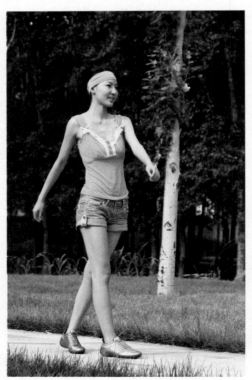

穴位6秒钟。然后按压第9至第11胸椎左右各1厘米的三个穴道，由上而下的顺序按压，反复做3次。

另外，还要勤洗澡，尽量不要在太阳下长时间曝晒，保持室内通风顺畅，外出时要注意防晒，睡觉时空调不要开得太冷，以免引起中暑腹泻。

食疗解疼痛

空调病多属于热病，日常保健的预防很重要。平时应多喝清凉饮料，如菊花茶、金银花茶、茶饼、绿豆汤、莲子木耳等。另外要多吃冬瓜、丝瓜类蔬菜和蛋、肉、牛奶等，少吃冷冻品，多食蛋白质丰富的食品。冰箱里的食物开封超过一天的，最好别再食用。

有效防治空调病的小食谱

荷藿薏苡仁粥

准备材料：鲜荷叶100克、藿香30克（鲜藿香则用嫩茎叶50克）、薏苡仁100克。

制作方法：用鲜荷叶、藿香，加水800毫升，煮沸后，小火再熬20分钟，滤去渣；取药液约500毫升，用此药液与薏苡仁100克煮成稀粥。

食用方法：早晚各吃1次。

食疗功效：荷叶芳香化湿，又清热解暑；藿香能增强芳香化湿的功效，其性味辛温，又能疏散外寒；薏苡仁可增强免疫功能。对从高温环境进入空调房间，因适应力差而出现类似感冒风寒的症状者，有很好的防治效果。

八宝绿豆汤

准备材料：绿豆250克，薏苡仁50克，青梅、金橘饼、佛手糖萝卜、京糕条各25克，白糖500克，糖水莲子40粒，金丝蜜枣10粒，糖桂花10克，玫瑰花2朵。

制作方法：先将绿豆淘净，上笼用旺火蒸约30分钟，薏苡仁米、蜜枣淘洗干净，同时蒸煮，至绿豆蒸酥为止。将青梅、金橘饼、佛手糖萝卜、京糕条，分别切成绿豆大的丁，分成10份。最后，将锅置于中火上，加入开水1200克烧沸，将蒸酥的绿豆、薏苡仁米、蜜枣、40粒莲子、切好的青梅等果料。分撒在汤内，再把糖桂花、玫瑰花均匀地撒在每碗内即可。

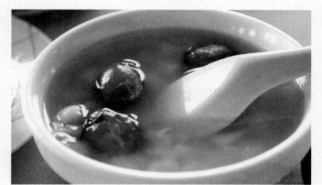

食用方法：和正餐同时食用即可。

食疗功效：豆汤清凉解暑，为夏季消暑佳品。果料不齐，可用其他类似的东西代替，效果亦佳。

养生贴士

驾车也防空调病

汽车空调的使用，给驾车族们带来清凉的世界。但是，身处清凉时，会莫名地感到疲倦、皮肤干燥、不同程度的手脚麻木、头痛、咽喉痛以及肠胃不适，这也是典型的空调病。

在使用汽车空调时，不要把温度打得太低，一般车厢内外温度差在10度以内为宜。车内开着空调时，最好不要在车内抽烟，若吸烟，就要把空调的通风控制开关调到"排出"位置。不要躺在开着空调的停驶车里睡觉，因为车内通风性差，开着空调睡觉，可能会因为发动机排出的一氧化碳，渗漏到车厢内而使人中毒。停在烈日中车内温度很高的车，不要马上使用空调，应先把所有车窗都打开，让热气排出去，等车厢内温度下降后，再关闭车窗，按需要开启空调。在制冷时，空调的风向最好向上吹，因为冷空气要向下沉，风向挡位最好选择吹面挡，调节出风口向上效果最好，不要选择吹风挡的那一挡，因为风挡玻璃的温度是很高的，会抵消一大部分的制冷效果。取风速挡位时不要总使用最高挡，出风量大制冷效果不一定好。如果只有前排乘员选用2或3挡风速就足够了。

痛源：噪音环境惹的祸

噪音是一类引起人烦躁或音量过强而危害人体健康的声音。噪音污染主要来源于交通运输、车辆鸣笛、工业噪音、建筑施工、社会噪音、音乐厅、高音喇叭、室内的冰箱洗衣机发出的声音及早市和人的大声说话等。噪音大小的衡量标准是以分贝为单位，在家里轻轻谈话的声音为30分贝，普通谈话声为40分贝，高声说话为80分贝，大声喧哗或高音喇叭为90分贝。40分贝以下的声音对我们无不良影响，80分贝以上的声音会使我们的耳朵和心脏受伤。如果噪音经常达到90分贝，我们就会产生头痛、头昏、耳鸣、耳聋、情绪紧张、记忆力减退等症状。近年来，噪音已列为国际公害，严重污染着城市环境。

耳痛

症状表现

（1）耳朵听力减弱，情绪低落，进而使得工作效率降低。

（2）长期承受噪音时，听力会越来越差，出现耳闷、耳鸣等症状。

（3）耳痛严重者还会伴有发热、耳痛剧烈、耳聋等症状，更严重的还会造成心理上的疾病。

（4）在极强的噪音下，听觉器官会发生急性外伤，引起鼓膜破裂、双耳变聋，甚至胡言乱语、神志不清、脑震荡、休克或死亡等症状。

症状解释

噪音是一种感觉公害。它不仅影响听力、学习、工作，干扰睡眠，还会影响人的心血管功能、内分泌系统、中枢神经系统以及智力发育。噪音对我们的耳朵危害尤大。因为人的耳朵分外耳、中耳和内耳三部分。中耳有一个充

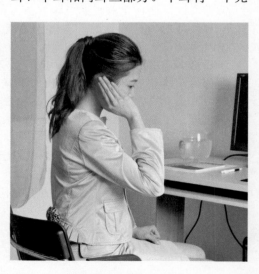

满空气的腔，叫做鼓室，它与外耳有鼓膜相隔。鼓室与鼻咽部间有一条细长的咽鼓管，外界空气经由此处进入中耳，维持鼓膜内外气压平衡。当我们处于杂音较大的环境之中时，外界气压逐渐降低，鼓室内压超过大气压，鼓膜就向外凸，耳朵有胀满不适感，影响听力。听力损伤程度与在噪音环境中暴露的时间有关。有关专家经过研究发现，噪音对人体的危害是很大的，噪音量（分贝）对人体影响：0～50分贝，舒适，细语声；50～90分贝，妨碍睡眠、难过、焦虑；90～130分贝，耳朵发痒、耳朵疼痛；130分贝以上，鼓膜破裂、耳聋。

好习惯，坏习惯

噪音对我们的身体健康的危害是巨大的。为了减少这种危害，我们在日常生活中要注意远离噪音。

（1）注意预防家用电器的噪声污染。在购置家用电器时，要选择质量好、噪音小的。

（2）尽量不要把家用电器集于一室，冰箱最好不要放在卧室。

（3）尽量避免各种家用电器同时使用。

（4）一旦家用电器发生故障，要及时排除，因为带病工作的家用电器产生的噪声比正常机器工作的声音大得多。

（5）家庭成员和邻里之间要和睦相处，不争吵，不喧哗，适当控制娱乐时间，为大家创造一个安静、温暖、文明的社会和家庭环境。

（6）在强噪音环境下工作的人员，在工作时要戴防护装置，如耳塞、耳罩或头盔等。

（7）窗户要严封。用塑钢窗来做密封的手段，是最有效的装修方案。对于已经采用铝合金的用户，应该确保铝合金边框的密封条的完好。

（8）采用中空玻璃。最吵人的往往是高音部分，而高音是直线传播的，用玻璃可以使其大部分反射，中空玻璃则可以使其没有反射的部分消耗殆尽。但要注意别把没经过处理的双层玻璃当中空玻璃。

（9）在卧室里家具数量不宜太少，最好能采用木质家具，可以考虑铺地毯，采用较密实的材料，可以吸收掉部分噪声。

（10）养花、草，不仅仅能净化空气，还可消除部分噪音。

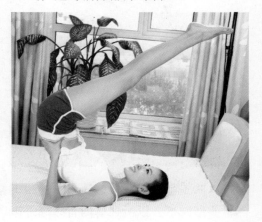

每天动一动

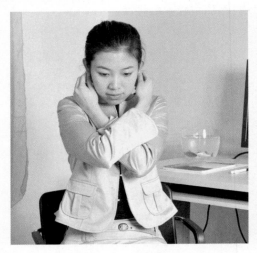

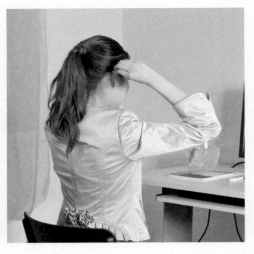

1 用左手向上牵拉左侧耳朵，右手向上牵拉右侧耳朵，各十数下，或双手相交各牵拉对侧耳朵，可使耳部气血畅通。

2 用双手分别按、揉、摩两耳郭，然后分别牵拉引动两耳郭，直到耳郭微红发热为止。

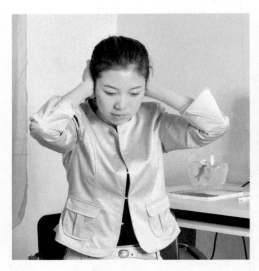

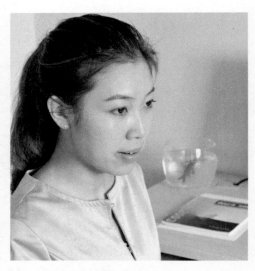

3 以两手掌掩住双耳，并用手指叩击头部24下，以听到耳内有隆隆之声即可，此法又叫"击天鼓"。

4 日常反复做吞咽动作，也起到同样作用，可消除耳痛、重听等症状。

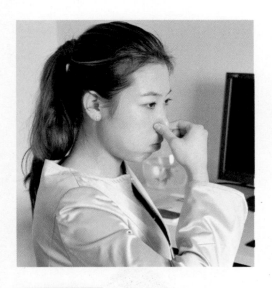

5 吸一大口气，捏住鼻子，然后将空气挤入鼻腔内，当你听到啪的一声，耳内与耳外的压力就会平衡了。

按摩祛病痛

耳朵虽然在五官中不是很起眼，但是对身体的许多生理功能起着重要的辅助作用。为此，专家认为，一定要保护好自己的耳朵。而经常按摩自己的耳朵，不仅能增强耳朵的听力，而且能起到养生保健作用。以下介绍几个按摩耳朵的小技巧：

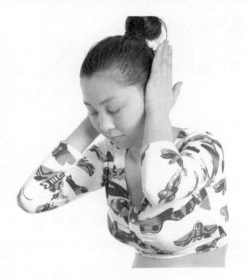

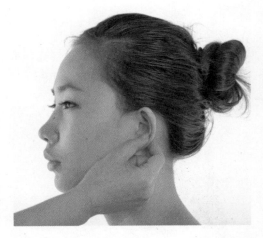

1 揉耳郭：将两手掌搓热，用两手掌的掌心对准耳郭轻轻揉搓，先上下揉，再前后揉，最好转圈揉，直到局部发红发热为止。

2 拉耳垂：两手拇指、示指捏住两耳垂，轻轻牵拉，先向上下牵拉50下，再向前后牵拉50下。

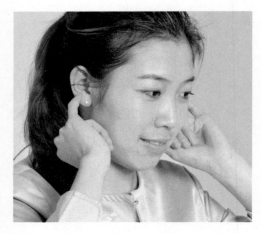

3 钻耳孔：两手的小手指分别插入两耳外耳道，前后旋转，像钻头钻东西一样，连续钻50下。

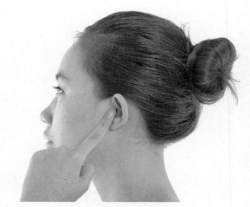

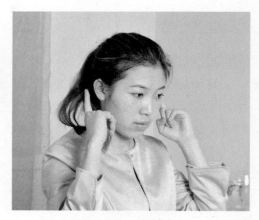

4 按耳屏：两手示指按压住耳孔前面的耳屏，一按一松，使外界的气体对鼓膜产生按摩作用，连续按压50下。

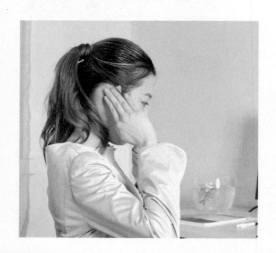

5 推耳背：两手四指并拢托住耳朵后背，轻轻向前推，使耳郭盖住耳孔，然后松开，如此反复推耳背50下。

食疗解疼痛

耳痛的食疗效果不是很明显，但是在具体饮食的时候还是要注意，注意不要进食辛辣食物，要注意多补充水分，可以缓解耳痛。

缓解耳痛食疗方

黑鱼冬菇汤

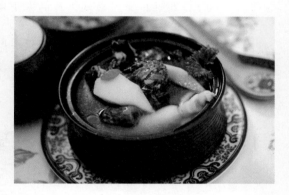

准备材料：活黑鱼1条，冬笋片50克，水发冬菇50克，嫩菜心适量，绍酒、盐、葱段、姜块各适量，姜末、香醋各少许。

制作方法：把黑鱼收拾干净，剁成大块，将鱼头劈开，用开水略烫；将冬笋片放入开水中煮15分钟，取出晾凉；将冬菇切成片；把嫩菜心洗净待用。炒锅中放油3汤匙烧热，加入姜块、葱段炒香，下冬笋片、香菇片和黑鱼块，煸透后加足量水烧开，加入绍酒；煮至汤汁呈乳白色时，下菜心，用盐调味后即可盛入大汤盆中。

食用方法：食用时，鱼肉可蘸姜末、香醋。

食疗功效：黑鱼味甘性平，有补脾利水、通气消胀、消肿等功效，对水肿、耳痛、沙眼等有一定的食疗作用，同时还对催乳补血、预防麻疹、治疗慢性肾炎、防治肺结核等有益。但黑鱼要活宰现吃，死后的鱼肉不要食用。

糖冬瓜30克、鲜九龙吐珠叶13片，用1大碗水煎成半碗，每日1剂，连服5天。可缓解耳痛。

冬瓜九龙吐珠饮

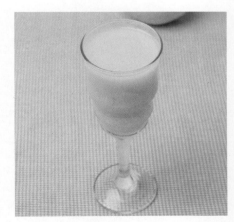

准备材料：糖冬瓜30克，鲜九龙吐珠叶13片。

制作方法：上述材料用1大碗水煎成半碗。

食用方法：每日1剂，连服5日。

食疗功效：可缓解耳痛。

养生贴士

减轻噪音危害怎么做

（1）分开摆放：尽量不要将家用电器集于一室，声压级过高的不要放在卧室，如电冰箱等。

（2）及时排障：带病工作的家用电器的噪音比正常工作的声音大得多，故一旦发生故障，一定要及时排除。

（3）错开使用：尽量避免各种家用电器同时使用。

（4）养花草：养花草可消除部分噪音。

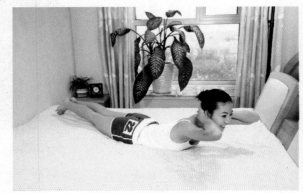

（5）补充营养：噪音可使人体中的某些氨基酸和维生素B类消耗量增加，从而造成人体功能的平衡失调。补充适量的氨基酸和维生素，可使人体对噪音的耐受能力增加。专家们建议，长期在噪音严重环境中工作、生活的人应及时而适量地补充一些蛋白质和富含维生素B类的食物。

（6）唱卡拉OK时，每45分钟要休息一下，减少声音对耳膜的刺激。

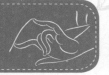

痛源：开车代步

如今，驾车上班的人越来越多，开车带给大家的，不仅是出行的便利和更加舒适的出行环境，可能还有驾驭的自由和快乐。不过开车也是把"双刃剑"，在享受这现代交通方式带来的方便快捷与自由的同时，一些健康隐患也可能找上你。由于开车时人长时间采取单一的坐姿，而且运动少，因此很容易引发一系列身体问题，如下肢疲软、腰痛、心绞痛等。如果是常年驾车上班的话，引起这些症状的可能性更是会大大增加。那么，你该警惕什么，使健康与便捷兼得呢？

腰痛

症状表现

（1）腰部的一侧或两侧持续发生疼痛。

（2）腰痛发作时病人屈腰拱背、坐卧不宁，病人躺卧休息后症状减轻，但站立、行走，甚至咳嗽、打喷嚏用力时，腰痛则明显加重。

（3）经常腰痛者会感到腰部变沉、发胀、变硬，严重者不能起床。

症状解释

经常驾车上班的人，长期弯腰或腰部处于固定姿势。身体经常处于前屈状态，人体的头、颈、双上肢及躯干的重量全部由腰部承担，其姿态、负重、运动均以腰部为中心。而腰部又是连接胸腔、腹腔、盆腔的中枢地带。汽车在行驶中，由于发动机和路面颠簸会对驾驶员座椅产生振动，这种持续性振动使腰椎周围组织疲劳，并造成局部组织的损伤。而且，不断振动也会影响腰椎间盘新陈代谢，加速腰椎间盘的退化变形，甚至造成腰椎间盘突出，导致腰痛的发生。

好习惯，坏习惯

姿势性腰痛是由驾车上班族的不良姿势引起，要消除姿势性腰痛，就要在日常生活、工作中，在行为坐卧等各方面改善、纠正不良姿势。

（1）驾车前，驾驶座椅应调至可让身体坐正，颈部活动自如，背部和腰部脊骨有足够和均衡的承托的状态。弯曲的膝盖稍高于臀部的位置，使用脚刹时，足部能活动自如。

（2）驾车时，双眼平视，双手握在方向盘的10点10分处，上臂与方向盘呈90度角。

（3）座椅的靠背呈23度后倾角，坐垫呈7度向前翘起，臀部置于坐垫和靠背的夹角中，以在操作时，不会向前移动为宜。

（4）驾驶时，将小腰枕垫在腰部，腰枕以10厘米高度的软垫为好。每隔半小时去掉小枕头5分钟，这样能让腰部经常变换位置。如身体向后压，能正好压缩5～8厘米的话，是最符合腰椎的生理弯曲的。

（5）戒烟。吸烟愈多，腰部越容易痛。因为本来有预防冲击作用的腰椎间盘，吸收了尼古丁后会失去弹性，变得容易破裂，失去预防冲击作用，导致腰痛。

每天动一动

驾车上班族想要远离腰痛，除了应当随时注意腰部的正确姿势、防止过度疲劳、防止腰部外伤及受寒外，还应该注意加强腰部肌肉的锻炼。具体来讲，驾车族每周至少应该进行3次运动健身，每次运动的时间在30～60分钟，通过适宜的运动，可以避免"运动不足症"，加强代谢，减少脂肪，改善神经系统作用和心肺功能，调节紧张状态。特别是职业司机，除了每周3次系统、规律的运动健身外，在每天结束开车或开车的间歇中都应抓时间因地制宜地进行一些身体活动，这样可以使没有运动的肌肉得到充分的锻炼，使因为长时间驾车造成局部紧张、疲劳的肌肉、关节得到充分的缓解，从而维持人体正常的肌肉功能和健康状态。

具体的锻炼方式可以从以下几个方面入手：

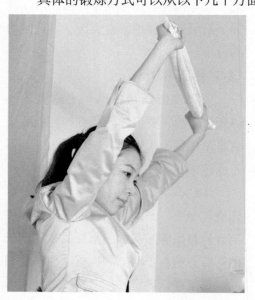

1 矫正弯曲的骨骼：双手举起毛巾，慢慢向一边移去，左右各5次。

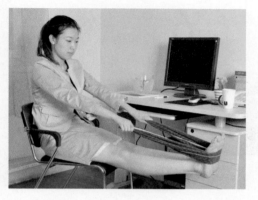

2 锻炼背肌：双脚踩着毛巾，然后双手用力向上拉，持续20秒。

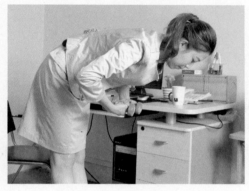

3 锻炼背肌和腹肌：背肌尽量挺直，蹲下把哑铃提起至腹部。

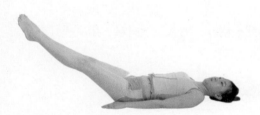

4 锻炼大腿肌肉：仰卧，双手放于体侧，双腿抬起45°角左右，脚面绷直，以大腿带动小腿，用脚慢慢画圆圈。

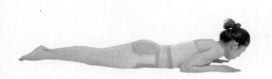

5 锻炼腰部肌肉：姿势性腰痛者，可以取俯卧位，以双臂将上半身尽量撑起，下半身贴床，使腰尽量后伸，反复做这一动作。

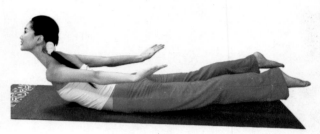

6 大雁式：尽力俯卧位，用力挺胸抬头，双脚向空中伸展，犹如大雁在飞。每次抬起动作要持续5秒钟，然后放松肌肉，休息3~5秒，每次做30个，每天早晚各锻炼一次。

食疗解疼痛

下面是两个可以速效祛除腰痛疾患的食谱：

枸杞叶粥

准备材料：新鲜枸杞叶500克，洗净切碎；羊肾1对洗净，除去被膜及腥臭的筋，切碎；白米250克。

制作方法：清水适量，水沸后放入所有材料，以文火熬成粥。

食用方法：分数次食用，食前加葱、姜等调味料。

食疗功效：散寒止痛，补肾，适用于腰痛剧烈的患者。

猪腰脊骨炖当归

准备材料：猪腰脊骨、当归20克，穿山甲15克，桃仁15克，红花9克，大黄12克，石苇12克，海金沙12克。

制作方法：清水适量，放入猪腰脊骨用武火烧开，放入以上材料，用文火炖熟。

食用方法：每天服用一次，十天为一个疗程。

食疗功效：活血化瘀，通络止痛。

养生贴士

（1）司机开车后，应避免立即做一些搬或提重物体，以及弯曲身体的动作。

（2）不要连续长时间驾车。驾驶中途应适当休息，下车做几分钟的散步或腰部活动，对于长期驾驶汽车的人尤为重要。

（3）现在，很多人在驾车的时候使用腰枕来预防和治疗腰痛。这是一个很有效的办法。

心绞痛

症状表现

（1）胸骨中上部突然发生压榨痛、紧缩感、窒息感，患者胸闷头晕、气短脑涨、乏力。

（2）胸疼会逐渐加重，数分钟达高潮，并放射至左肩内侧、颈部、下颌、上中腹部或双肩，患者还伴有冷汗。

（3）心绞痛一般持续时间为几分钟，以后逐渐减轻，有的人仅有放射部位的疼痛，如咽喉发闷，下颌疼、颈椎压痛。

（4）驾驶中突然而至的心绞痛，会严重影响到驾驶安全。

症状解释

心绞痛是冠状动脉供血不足，心肌急剧的、暂时的缺血与缺氧所引起的临床综合征。司机驾车时，思想会高度集中，缺乏运动，血液循环缓慢，容易引起心脏问题，过早出现冠心病、心绞痛、心肌梗死等。研究发现，开车时时速超过80公里，心率会增加到100～110次/分钟。经常开车的人，尤其是中年女性朋友更是"心绞痛"的袭击目标。因为更年期前后的女性，本来就比较容易患上心脏疾病，长途驾驶的过程中，如果不及时补充水、没有按时进餐，将导致血液黏稠度增高，增加血栓的发病概率，容易引发心绞痛等。

好习惯，坏习惯

充沛的精力、良好的反应力、好的驾驶环境，都是保证驾车安全的关键，任何会对司机带来负面影响的行为和驾驶细节，都应该引起驾车上班人士的注意，以防心绞痛发生。

（1）开车不要太快，每开车一小时最好休息一会。

（2）开车时保持心平气和。尤其是月经期、更年期的女性更要注意保持情绪稳定。可以听柔和轻松的音乐来放松情绪，但开车时音乐声不能太大。

（3）阳光强烈时，选择质量好的太阳镜来保护眼睛。

（4）车里要储备好水，随时补充。长途行车时，每天至少要保证一顿正餐。

（5）经常开窗通风。有些新车内甲醛、丙酮等有害物质浓度超标，易引发头晕、恶心甚至更严重的症状。

（6）选择适当的空气净化产品去除空气污染；定期清洗空调蒸发器；定期对车内空气质量进行检测，用化学消毒液对汽车内经常触摸的部位进行擦拭。

（7）步入中年的爱车人士，最好定期做健康检查，及时发现身体危机以做到"防患于未然"。

（8）不要饿着肚子开车。饥饿状态下，人体内血糖降低，到一定程度就会头晕眼花、疲劳乏力、注意力不集中，直接影响到反应能力。

（9）不要全程开空调。在开空调的封闭车厢内坐得久了，就会觉得头晕、恶心，甚至有呕吐等现象发生。因此全程开空调是不可取的，应当隔一段时间开几分钟窗，让空气流通。

（10）睡前喝一杯水可预防心绞痛。

拉伸按摩祛病痛

心绞痛如能及早防御，可大大降低发病率。以下的按摩方法，有益气、活血、化瘀、止痛、强心等作用。只要坚持，对预防心绞痛具有不错的效果，驾车族不妨试一试。

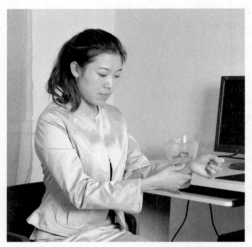

1 点按内关穴：内关穴位于前臂腕横纹正中上方二寸、两筋之间处。先用右手拇指点按在左前臂上的内关穴，再用左手拇指点按右前臂上的内关穴，双侧每回点按不少于20次。

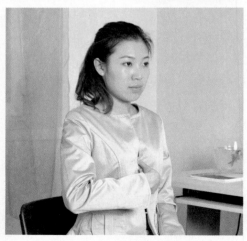

2 揉按膻中穴：膻中穴位于两乳房之间。用大拇指点按在穴中位上，先顺时针方向轻轻揉按，再逆时针方向揉按，每次各30下，动作要缓慢、均匀、有力。

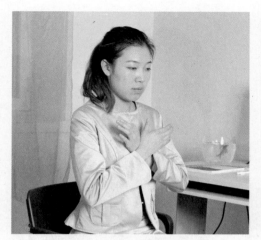

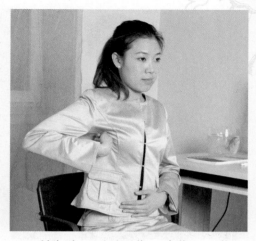

3 推按胸腹：以两手掌根上下交替或叠在一起，自胸部膻中穴向小腹部缓慢有力推按，每回30次，感觉舒适为好。

4 刮胸肋：两手示指、中指、环指、小指轻握拳，指背成梳状，放在前胸上，双手四指由胸部自上而下，沿肋骨间隙由胸前向腋下，平推挤按，每回30次，动作要缓慢柔和，指背关节要用力。

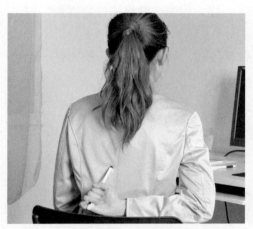

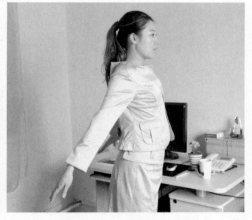

5 按摩背部穴位：背部有很多穴位，心脏功能不好者，会在背部有明显的压痛点。患者发生心绞痛时可让家属反复用掌根或按摩工具对患者的压痛点按摩，直至局部充血，症状改善，痛点消失为止。

6 轮转两臂：两脚同肩宽站立，肩部和上肢放松，静立数秒钟，做均匀的深呼吸，并同时将双臂向后大幅度轮转，每回30次，动作要缓慢均匀。

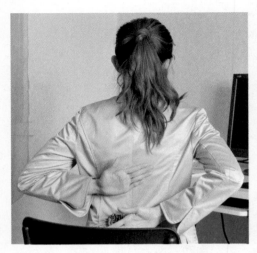 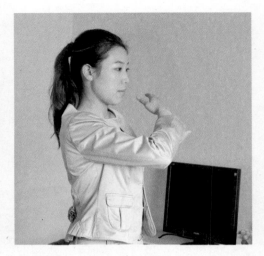

7 轻拍后背：双手放松，轮换用手背沿脊柱两侧由上往下轻轻拍打，视体力每回可连续做 20～30次。

8 拍打肩背：两脚分开站立，与肩等宽，以腰为轴，甩开双臂，左右轮转。一只手的掌内侧和另一手掌背侧对，肩和腰背上下交替拍打，此法要连续做20～30次，动作要缓慢、均匀，掌指拍打要强劲有力。

万一驾车时心绞痛急性发作，身边没有备用药，通过简便易行的方法，也可手到病除。具体方法有以下两种：

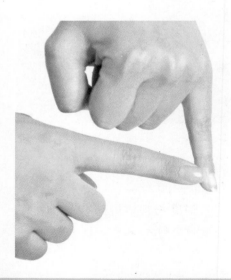

9 指压少冲穴：患者用右手示指指尖切压左手的小指的少冲穴。少冲穴位于小指桡侧指甲旁，每次切压3～5分钟，可连续切压，多数病人心绞痛症状可缓减、消失。

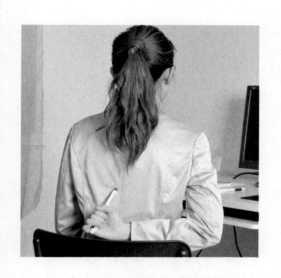

10 指压至阳穴；用右手拇指指尖按压背部至阳穴。该穴位于第七胸椎棘下。每次按压3～5分钟，可连续进行，直到心绞痛消失。也可用钢笔尾端或硬币、或其他边缘光滑的硬板，等圆钝物按压，均能取得显著治疗效果。

上述两种方法单独使用即可收到较好的止痛效果，并用则效果更佳。凡有心绞痛发作史的病人，每于劳累、情绪激动、受寒、饱食时，亦可采用上述方法预防心绞痛的发作。

食疗解疼痛

以下是几个适合驾车一族的食谱

桃仁粳米粥

准备材料：桃仁10克、粳米100克。

制作方法：先将桃仁捣烂如泥加水研汁后去渣，与粳米同煮为稀粥。

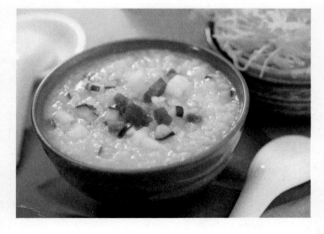

食用方法：每日一次，一周为一个疗程。

食疗功效：活血祛瘀、润肠通便。适用于高血压、冠心病、心绞痛等。

玉竹山楂鱼

准备材料：黑鱼片250克、山楂20克、玉竹10克、青柿椒20克。

制作方法：黑鱼片用荬粉浆好，入油锅爆熟；山楂煎汁待用；玉竹切成小粒,加山楂汁煮20分钟。另起油锅,放青柿椒片,爆炒2分钟后,将鱼片及玉竹连汁倒入炒至熟。

食用方法:加调味料即可食用。

食疗功效:可治疗心绞痛。

海带丝瓜汤

准备材料:海带(鲜)100克、丝瓜100克、盐2克、味精1克、大葱5克。

制作方法:准备一些高汤,将海带清洗干净,切成丝,丝瓜去皮并切成滚刀块,先将高汤放入锅中烧开,然后加入海带,接着加入丝瓜,最后加点盐,炖熟即可。

食用方法:每日一次,一周为一个疗程。

食疗功效:可治疗心绞痛。

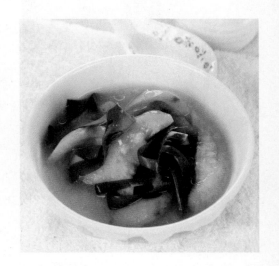

养生贴士

女性驾车上班注意事项

(1)不要在车内挂太多的小饰物。很多女性喜欢在自己的车内挂很多小饰物,殊不知:这样做很不安全。小饰物不是不可以挂,但要以不影响开车的视线为度。如后窗或侧窗上,关键时刻就因为只看到了小饰物的可爱,却看不见袭来的危险。因此安全第一,挂小饰物要适量。

(2)驾车不穿高跟鞋。高跟鞋更显女性风姿,但是开车时还穿高跟鞋却会带来危险,因为脚后跟不能很好着地,因此会影响制动力度及反应时间,千万不要带有侥幸心理,穿着高跟鞋开车。对于实在要穿高跟鞋而又必须开车的场合,不妨在后备厢内备一双旅游鞋,开车时换上。

(3)空调温度调适当。车内温度适中,女性开车,冷暖要注意适度,过冷会引发肌肉痉挛,而在夏天要注意保护腿部,不要让冷风对着膝部吹,从而为关节炎埋下祸根。

(4)驾车系好安全带。很多女性在驾车上班的时候,不系安全带。她们担心安全带会弄皱自己的衣服。这是十分危险的做法。一旦发生意外,后悔莫及。

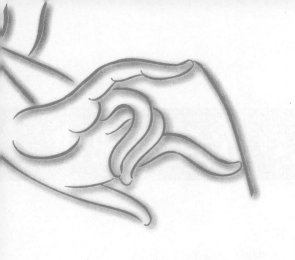

【第三章】

饮食习惯
带来的疼痛

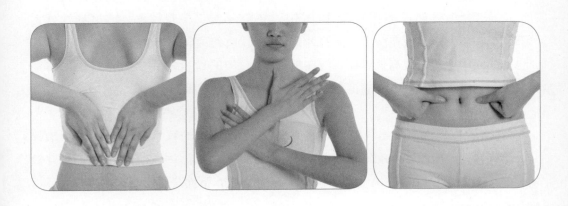

痛源：饮食不规律

上腹钝痛

症状表现

（1）上腹部长期性疼痛，长期反复发作。

（2）上腹部周期性疼痛，上腹疼痛呈反复周期性发作。中上腹疼痛发作可持续几天、几周或更长，继较长时间方能缓解。全年都可发作，但以春、秋季节发作者多见。

（3）上腹部节律性疼痛，疼痛发生较不规则，常在餐后1小时内发生，经1～2小时后逐渐缓解，直至下餐进食后又出现上述节律性疼痛。

（4）一部分人由于夜间的胃酸较高，尤其在睡前曾进餐者，可发生半夜疼痛。

（5）疼痛部位多出现于中上腹部，或在脐上方，或在脐上方偏右处；也有的是中上腹稍偏高处疼痛，或在剑突下和剑突下偏左处。疼痛范围约数厘米直径大小。

（6）疼痛性质多呈钝痛、灼痛或饥饿样痛，一般较轻而能耐受。

症状表现

这是胃溃疡的典型症状。胃溃疡是一种常见的慢性胃病，分为胃溃疡和十二指肠溃疡，又叫做消化性溃疡。它之所以称为消化性溃疡，是因为既往认为胃溃疡和十二指肠溃疡是由于胃酸和胃蛋白酶对黏膜自身消化所形成的，事实上胃酸和胃蛋白酶只是溃疡形成的主要原因之一，还有其他原因可以形成溃疡病。以往医学界认为消化性溃疡高发于35岁以上的人群，现在这个年龄界限开始明显下降。根据最新的医学调查，年龄段在20～35岁的年轻白领现在已经成为胃溃疡的高发人群。随着社会节奏逐渐加快，年轻白领的工作压力越来越大，晚睡吃夜宵、大量喝咖啡、不吃早餐、午餐糊弄、晚餐暴饮暴食等饮食没规律的现象逐渐成为很多年轻白领的饮食方式，这正是诱发胃溃疡的主要原因。

好习惯，坏习惯

有规律的饮食习惯是预防和治疗胃溃疡的法宝。什么样的饮食习惯才算合理呢？下面是医学专家的建议：

（1）规律饮食：研究表明，有规律地进餐，定时定量，可形成条件反射，有助于促进消化腺的分泌，更利于消化。一般来讲，一般两次进餐间隔以4～6小时为宜。一日三餐，餐餐不能少。

（2）餐后莫用脑：进食后，胃部消化需要集中血液。听听轻音乐，休息一会儿最为合适。若吃完就用脑，血液流向头部，胃肠血少，容易影响消化。

（3）定时定量：要做到每餐食量适度，每日三餐定时，到了规定时间，不管肚子饿不饿，都应主动进食，避免过饥或过饱。

（4）温度适宜：食物的温度应以"不烫不凉"为度。

（5）细嚼慢咽：为减轻胃肠负担，对食物咀嚼的愈充分，随之分泌的唾液也愈多，对胃黏膜有保护作用。

（6）饮水择时：最佳的饮水时间是晨起空腹时及每次进餐前1小时，餐后立即饮水会稀释胃液，用汤泡饭也会影响食物的消化。

（7）避免刺激：不吸烟，因为吸烟会使胃部血管收缩，影响胃壁细胞的血液供应，使胃黏膜抵抗力降低而诱发胃病。同时应少饮酒，少吃辣椒、胡椒等辛辣食物。

（8）补充维生素C：维生素C对胃有保护作用，胃液中保持正常的维生素C的含量，能有效发挥胃的功能，保护胃部和增强胃的抗病能力。因此，要多吃富含维生素C的蔬菜和水果。

（9）注意防寒：胃部受凉后会使胃的功能受损，故要注意胃部保暖不要受寒。

每天动一动

散步

采用速度缓慢、全身放松的步行方式，时间每次20～30分钟，运动量宜小，宜在风景优美的环境里步行2000米左右。可以调节中枢神经系统，改善全身身体状态及胃肠功能，对消除腹胀、暖气等症状，促进溃疡愈合有一定作用。

慢跑

慢跑是一种全身放松的慢速度跑步，适于有一定锻炼基础的消化性溃疡患者。跑步时要求全身放松，先足跟着地，而后全脚掌着地。慢跑时间可从5分钟开始，逐渐延长到15分钟，甚至30分钟。从医疗步行向慢跑的过渡可采用走跑交替的方式，例如走30秒或1分钟、然后慢跑30秒或1分钟。这样，可逐步适应慢跑锻炼。

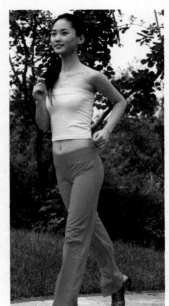

食疗解疼痛

人都说胃病"三分治，七分养"。饮食疗法对胃溃疡而言，疗效显著，简单易行，以下是适合胃溃疡病人的小食谱：

桔根猪肚汤

准备材料：桔根30克（金橘、红橘皆可），猪肚一个。

制作方法：将桔根和猪肚洗净，切碎，加水8碗，煮成3碗，加盐少许。

食疗功效：每天吃肚喝汤3次。有补胃、和胃健脾、止痛的功效。

柚皮粥

准备材料：鲜柚皮一个，粳米60克，葱20克。

制作方法：先将柚皮放炭火上烧去棕黄色表层并刮净后，放入清水中浸泡一天，第二天切块，加水煮沸后，放粳米煮成稀粥，加葱花及少量的芝麻油和盐即可食用。

食疗功效：每两天吃一个柚皮，连吃4～5个。本方具有舒肝健脾、止痛的功效。

养生贴士

胃溃疡常见饮食误区

误区1：少吃多餐。

有不少患者。常少吃多餐，以多次进食来止痛，其实这不仅不能减轻症状，反而会加重病情，虽然进食后可中和一部分胃酸，但又刺激胃酸分泌，因而多餐会不断使胃受到刺激，不利于溃疡的愈合，所以溃疡病人还是定量，定时为宜。

误区2：牛奶疗法。

病人饮牛奶不利于胃溃疡愈合，牛奶中含有在一定量的蛋白质和钙质，均能促进胃酸分泌，饮牛奶后胃部不适者，不宜在患溃疡病期间多饮牛奶。

误区3：忌吃辛辣食物。

辣椒能增加胃黏膜的自由血液量，刺激胃黏膜合成和释放前列腺素，能有效阻止有害物质对胃黏膜的损伤，对胃有保护作用。大蒜能杀胃内的幽门螺旋杆菌，该菌是消化性溃疡的主要致病原因之一，因此按个人口味，适当吃辣椒，大蒜等食物，只要注意不要过量。

误区4：只吃细软食物。

研究发现，食物中纤维素不足也是引起溃疡病原因之一，细软食物咀嚼时间较短，唾液分泌少，所以病情稳定后可以吃些纤维素多的食物。

痛源：不吃早餐害处多

胃部隐痛

症状表现

（1）上腹部出现轻压痛，隐痛。

（2）不规则的上腹隐痛、腹胀、嗳气等，尤以饮食不当时明显。

（3）有些人或饮食不规律的人经常会出现反酸症状。

（4）兼有厌食、体重减轻，舌炎、舌乳头萎缩的状况发生。

（5）严重者表现为持续性上中腹部疼痛，进食后更严重，可伴有含胆汁的呕吐物和胸骨后疼痛及烧灼感。

（6）更严重者会出现呕血现象。

症状解释

这是慢性胃炎的典型症状。慢性胃炎系指不同病因引起的各种慢性胃黏膜炎性病变，是一种常见病。其发病率在各种胃病中居首位。慢性胃炎属中医学"胃脘痛"、"痞满"、"吞酸"、"嘈杂"、"纳呆"等病范畴。中医认为，慢性胃炎多因长期情志不遂，饮食不节，劳逸失常，导致肝气郁结，脾失健运，胃脘失和，日久中气亏虚，从而引发种种症状。对于上班一族来讲，不吃早餐或者早餐搭配不合理很容易患上慢性胃炎。这是因为，不吃早餐，直到中午才吃午餐，肠胃系统长时间处于饥饿状态，会造成胃酸分泌过多，容易造成胃炎。根据相关调查，上班族白领阶层患慢性胃炎的比例相当高。尤其是年轻的女性白领一族，已经成为慢性胃炎发病的主要人群。

好习惯，坏习惯

对于这些仅仅是因为长期不吃早餐或者早餐吃得不合理而引起的慢性胃炎来讲，一份营养搭配合理的规律性的早餐，完全可以把它拒之"胃"外。也就是说，如果我们都能够按时按量进食一份营养丰富的早餐，我们是可以远离慢性胃炎的困扰的。所以——

（1）早餐前应先喝水，人经过一夜睡眠，从尿、皮肤、呼吸中消耗了大量的水分和营养，早晨起床后处于一种生理性缺水状态。如果只进食常规早餐，远远不能补充缺失的水分。因此，早上起来不要急于吃早餐，而应立即饮500～800毫升凉开水，既可补充生理缺水之需，又可对人体器官起到洗涤作用，从而改善器官功能，防止疾病的发生。

（2）早餐一定要吃，而且要吃得健康。早餐数量充足，可以防止上午过度饥饿和午餐时过量进食，是平均分配卡路里的好办法。

（3）早餐可以帮你加快上午的新陈代谢的速度，使你精力充沛，一日当中消耗更多卡路里。

（4）如果不吃早餐，血糖得不到及时的补充而下降，会严重影响脑组织的正常功能。

（5）早餐最好由蛋白质和碳水化合物食品组合而成，常用食谱里的奶或豆浆，面包或馒头包子等都是不错的选择。

（6）早餐不宜多吃"酸性"食物，早餐除了吃足够的主食及鸡蛋、牛奶外，还应吃些豆类、叶菜，最好再吃一个水果。

（7）早餐所供给的热量要占全天的30%，最好选择没有精加工的粗杂粮，并且掺入一些坚果、干果等，如紫米面馒头、豆沙包、枣窝头、烧饼、坚果面包、玉米粥等。

（8）科学营养的早餐不但要有稀有干、有主副食、有荤有素，更应该有蔬菜和水果，早餐果菜类食物的摄入量每人最好保证在250克以上，而且，应该有150克以上是新鲜的蔬菜。

（9）早餐不要大量食用碳水化合物为主的食品，因其含有大量淀粉和糖分，进入体内可合成有镇静作用的血清

素，致使脑细胞活力受限，无法最大限度动员脑力，会使工作效率下降。

（10）早餐也不要食用煎炸类高脂肪食物，否则的话摄入脂肪和胆固醇过多，消化时间长，会使血液过久地积于腹部，造成脑部血流量减少，导致脑细胞缺氧，思维迟钝。

每天动一动

按时按量吃早餐可以从一定程度上降低胃炎的发病概率。但是对于那些已经由于自己的某些坏习惯而患上了慢性胃炎的人，不仅要从饮食上进行调理，还要通过合理的运动方式去调理。

按摩腹部

仰卧，用右手的掌心在腹部按顺时针方向做绕圈按摩，也可从上腹部往下腹部缓缓按摩。每日可以进行3～4次，每次5分钟左右。腹部按摩可以促进胃、肠的蠕动，增加胃液的分泌，有利于食物的消化和吸收，同时可以减轻腹部胀痛。

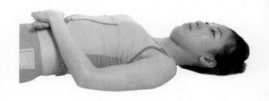

散步

散步是治疗胃炎最有效的运动疗法。散步时，机体的整个内脏器官都处于微微的运动状态，加之配合有节奏

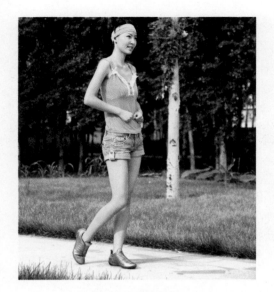

的呼吸，可使腹部肌肉有节奏地前后收缩，横膈肌上下运动，对胃、肠能起到一种有效的按摩作用，可以刺激消化液的分泌，促进胃、肠的蠕动，提高胃、肠消化功能。

练太极拳

练太极拳可以促进腹腔的血液循环，改善胃部的营养状况，增加胃、肠的蠕动。如果长期坚持练太极拳，可以促进慢性胃炎炎症逐渐消失，使胃、肠功能逐渐恢复正常。

饮食要点

慢性胃炎是一种长期的慢性疾病，在进行药物治疗的同时，必须养成合理的饮食习惯，才能从根本上治愈。否则的话，治标不治本，胃炎根本治不好。

慢性胃炎饮食原则

（1）调节胃酸分泌。高酸性胃炎禁用酸度高的食品及刺激胃酸分泌的食物，而低酸性胃炎患者可选食有刺激胃酸分泌作用的食物。

（1）避免有强烈刺激性作用的食物，忌食生冷、硬及酸辣食物。

（2）饭菜宜软烂，容易消化，含纤维多的食物不宜太多，可粗粮细做。

（3）烹调方法宜选用蒸、煮、炖、烩等，忌煎炸等。

（4）少量多餐，每日安排4～5餐。

食物选择要点

（1）主食可选用软米饭、面包、馒头、包子、馄饨等。

（2）牛奶、奶油、淀粉、蔬菜、煮熟瘦肉等不刺激胃酸分泌的食物，适于高酸性胃炎病人。

（3）浓肉汤、鸡汤、鱼汤等含氮浸出物较高的食物，能强烈刺激胃酸分泌，适于低酸性胃炎病人，而不适于高酸性胃炎病人。

（4）新鲜而含纤维少的蔬菜及水果，如冬瓜、黄瓜、西红柿、土豆、菠菜叶、小白菜、苹果、梨、香蕉、橘子等比较适合胃炎病人食用，而芹菜、韭菜、黄豆芽、金针菜等含纤维多的食品宜少食。

（5）为防止便秘发生，宜经常选食一些有润肠通便功能的食物，如琼脂（洋菜）制品、果子冻、蜂蜜、果汁、菜汁等。

（6）酒精对胃黏膜有刺激作用，并能损伤胃黏膜防御机制，故应忌酒。

养生贴士

错误的早餐习惯大集锦

（1）不用剩饭菜做早餐。剩饭菜隔夜后，蔬菜可能产生亚硝酸，如果吃进去对人体健康是不利的。建议：剩的蔬菜尽量别再吃；把剩余的其他食物做早餐，一定要保存好，以免变质，从冰箱里拿出来的食物要加热透。

（2）不吃主食会令人体缺少碳水化合物，时间长了可能造成营养不良。若长期不吃早餐，还会导致消化系统紊乱，使人患上胃肠道疾病，如慢性胃炎、胰腺炎等。

（3）早餐不要一边走一边吃。身体忙于应付耗费的肌肉活动时，血液供应会从胃肠等消化系统转换到肌肉，会引起消化不良。

（4）不要早起喝咖啡。空腹饮用原本就有刺激性的咖啡，很容易引起"胃气受伤"，从而影响胃的消化和吸收功能。且咖啡刺激胃酸分泌，尤其是有胃溃疡的人更应谨慎。

（5）酸奶不能空腹喝。西红柿、香蕉、梨等口味呈酸性的水果，以及粗纤维的水果也都不利于早上空腹吃。

（6）早餐时，千万不要先喝冰咖啡、冰果汁、冰红茶等，吃早餐应该吃热食，才能保护胃气。早上第一样食物，可以是热稀饭、热燕麦片、热牛奶、热豆浆等，然后再配着吃蔬菜、面包、三明治、水果、点心等。

上腹部痛

症状表现

（1）经常感觉右上腹部有压迫感、恶心、腹胀、打嗝、排便异常或便秘等胃肠症状。

（2）有时上腹部或右上腹部突然发生剧烈的疼痛，尤其在吃了油炸食物或鳗鱼等油腻食物时。

（3）疼痛经过几个小时以后，就突然出现剧痛。这种疼痛往往波及右肩或右背部，随时会有恶寒、发抖、恶心、呃逆、胃痛、呕心、呕吐、轻微黄疸。

（4）随着腹痛、高烧，还会出现黄疸现象。

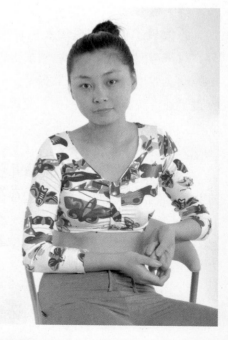

症状解释

这是胆结石的典型症状。胆结石是胆管内（包括胆囊）形成的凝结物，是临床最常见的消化系统疾病之一。临床表现主要包括发作性腹痛、急性炎症。如果结石进入胆总管后可出现下列并发症：黄疸、胆管炎和胰腺炎等；但大部分患者可无任何症状。

那么，胆结石是什么引起的呢？胆结石的形成原因虽然很复杂，但是对于那些长期坐班为了赶时间又长期不吃早餐或者早餐没规律的人来讲，原因似乎很简单——都是不吃早餐惹的祸。美国的科学家对患胆结石的病人作了调查研究，结果发现，胆结石患者与长期不吃早餐有关。因为空腹过久，胆汁中的成分就会发生变化：胆酸含量减少，胆固醇的含量不变，形成高胆固醇胆汁。胆固醇过高就容易在胆囊中积累起来，形成结石核心的物质。长期不吃早餐会使胆汁浓度增加，有利于细菌繁殖，促进胆结石的形成。而坚持吃早餐，可促进部分胆汁流出，降低一夜所贮存胆汁的黏稠度，降低患胆结石的危险。胆结石现在已经成为危害上班一族的主要病症之一。对于那些长期不吃早餐或者早餐不规律的人来讲，患胆结石的概率非常大。

好习惯，坏习惯

总的来讲，胆结石的形成和人的饮食习惯有很大的关系。整天忙忙碌碌的上班一族，千万要记住，不管忙成什么样子，不管时间有多紧，请记住给自己留出一点吃早餐的时间。另外，早餐不仅要吃，还要吃的科学，营养。切记：养成良好的早餐习惯，可以让你远离胆结石的困扰。

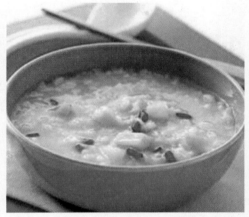

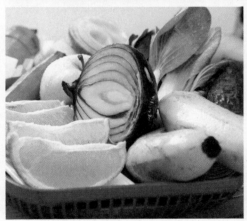

按摩祛病痛

对于已经罹患胆结石的患者，如果能掌握一些保健按摩方法，也能起到一定的缓解作用。

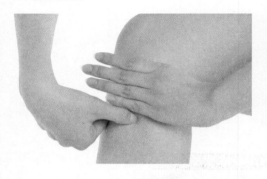
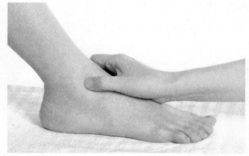

1 点按穴位法：常用穴位如阳陵泉（膝盖成直角时，外侧腓骨小头前下方凹陷处）、丘墟（位于足外踝的前下方的凹陷处）、太冲（以手指沿足拇指、次趾夹缝向上移压，压至血管搏动处）、期门（位于胸部乳头之下、左右肋骨相交处水平点）。患者自己用拇指指端点按住穴位，力量可稍重一些，每个穴位按揉1～2分钟；穴位处出现酸胀感即可。

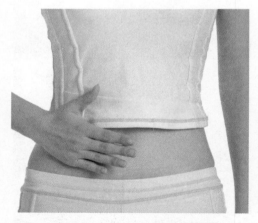
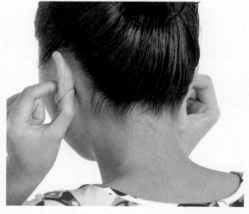

2 腹部揉按法：坐立、卧位均可，右手紧贴在腹部右侧，在前臂和腕关节的带动下，环形连续并有节奏地按摩，方向呈顺时针，用力要均匀；平均每分钟 80～100次，按摩时间为15分钟左右，即可缓解腹痛。

3 耳穴按压法：用拇指和示指按捏耳部，凡是出现疼痛明显的部位，可稍加力量揉按，时间为5～10分钟，缓解疼痛。

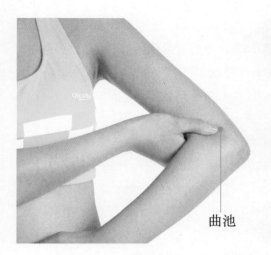

曲池

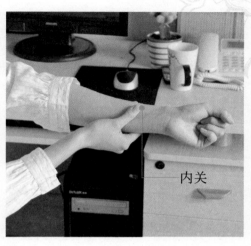

内关

4 穴位按摩：常用穴位为曲池（位于曲肘时肘关节外侧凹陷处）、内关（位于手腕横纹肌向上三指前臂中央），一般用拇指按顺时针方向按揉约1～2分钟，每日1～2次。

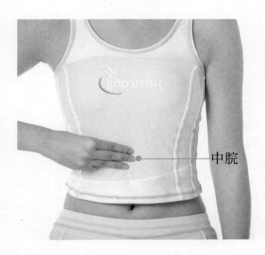

中脘

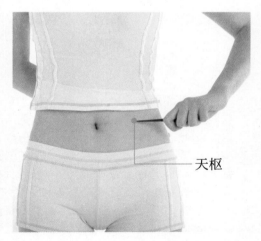

天枢

5 腹部按摩：通常按摩的穴位有中脘（位于胸骨下端与肚脐连线中点处）、天枢（位于中腹肚脐左右各三横指处）等，具体方法是，以示指、中指、环指为中心，顺时针按揉此穴，每次30～50次，每日1次。

饮食要点

诱发胆结石的因素很多，其中不正确的饮食习惯，是引起胆结石的重要因素之一。在日常生活中，我们可以通过饮食来预防和治疗胆结石。

（1）控制食用胆固醇高的食物，以减轻胆固醇的代谢障碍，防止结石形成。

（2）多食富含纤维的蔬菜、水果，可减少胆结石形成。

（3）戒食一切辛辣食物和刺激性强的调味品。

（4）补充维生素和无机盐。选择富含钙、钾、铁的食物。补充维生素C和B族维生素以及脂溶性维生素。

（5）忌用油腻、煎、炸，以及脂肪多的食物，如肥猪肉、羊肉、填鸭、肥鹅、黄油、油酥点心、奶油蛋糕等。

（6）忌吃产气食品：胆石病及慢性胆囊炎病人，平时多伴有消化功能减弱，且常因胃肠胀气而加重病情。因此，豆类、红薯、芋头、大蒜、韭菜等易于引起胀气的食品应慎用。

（7）补充蛋白质。充足的蛋白质可以补偿损耗，维持氮平衡，增加机体免疫力，对修复肝细胞损伤，恢复正常功能有利。每日蛋白质供给量应为80～100克，宜选择的食物有鱼、虾、瘦肉、兔肉、鸡肉、豆腐。

核桃和花生治疗胆结石

胆结石患者宜吃核桃和花生。医学研究发现，食物中的黏蛋白与人体胆汁中钙离子和非结合型胆红素会结合成胆石支架的晶核，从而形成胆结石。而核桃仁中含有一种丙酮酸物质，它能阻止黏蛋白和钙离子、非结合型胆红素的结合，并能使其溶解、消退和排泄。据调查，胆结石患者平均每天吃四个大核桃或十几个小核桃，不要间断，在服用3个月后症状可明显减轻。半年后可以康复，胆石症病人不妨试试。

另外，花生具有调节脂类代谢的功能，对胆结石的预防作用也很明显。美国哈佛医学院两项研究提示：常吃花生者不易患胆结石，并且接受手术治疗的概率也较低。

痛源：饮食油腻也不好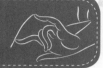

不少人由于生活习惯或工作原因，早、中、晚的三餐都是鱼、肉、蛋、蔬菜十分丰富。而营养学家认为，其实这种安排并不合理。因为在饮食习惯中，不管蛋白质、脂肪或糖类中，任何一种摄入过多，都会给我们的身体造成伤害。例如进食过多太油腻的食物时，就很容易引起高血压、冠心病等心血管疾病。

心绞痛

症状表现

（1）部分人表现为胸骨后的压榨感、闷胀感，伴随明显的焦虑，持续3～5分钟，常发散到左侧臂部、肩部、下颌、咽喉部、背部，也可放射到右臂。

（2）部分人在病发前一周左右常有前驱症状，如静息和轻微体力活动时，发作的心绞痛，伴有明显的不适和疲惫。

（3）伴有持续性剧烈压迫感、闷塞感，甚至刀割样疼痛，位于胸骨后，常波及整个前胸，以左侧为重。部分人可延左臂尺侧向下放射，引起左侧腕部，手掌和手指麻刺感，部分人还可放射至上肢、肩部、颈部、下颌、以左侧为主。

（4）心力衰竭和心律失常型。部分人原有心绞痛发作，后由于病变广泛，心肌广泛纤维化，心绞痛逐渐减少到消失，却出现心力衰竭的表现，如气紧、水肿、乏力等，还有各种心律失常，表现为心悸。

（5）严重的甚至会猝死，在急性症状出现以后6小时内，发生心脏骤停所致，主要是由于缺血造成心肌细胞电生理活动异常，而发生严重心律失常导致。

症状解释

这是典型的冠心病的症状。一听到冠心病，我们脑海里首先想到的可能是：冠心病不是老年病吗？年轻的上班族也会得这个病？其实根据最新的医学调查，冠心病的发病人群正在逐年年轻化。而造成这一现象的主要原因正是不健康的饮食习惯。更具体一点讲，现在很多人喜欢油腻饮食的饮食习惯常常把自己带到了患冠心病的边缘地带。我们都知道，人体内的各种生物功能，代谢变化，都有内在的生理节奏。如果饮食太油腻的话，就会加大血液里油脂的含量。尤其是晚餐太油腻的话，会造成血脂量猛然升高，加上睡眠时，人的血流速度明显减慢，大量血脂便易沉积在血管壁上，造成动脉粥样硬化，引起高血压、冠心病。因此，上班族们不要因为中午在单位吃不好，就在晚上吃"油腻腻"的大餐，这对健康不好。

好习惯、坏习惯

（1）经常运动。有证据显示，每周做两三次剧烈运动，可减少得心脏疾病的危险。但由于突然做剧烈运动很危险，必须以渐进的方式来开始实行你的运动计划。

（2）应付精神压力，寻求各种途径来调解生活上的压力。可以通过运动来舒缓日常生活中的紧张情绪。

（3）控制高血压、高胆固醇血症和糖尿病，定时检查身体并遵照医嘱调理身体。

（4）维持血脂正常，防治高脂血症，高危人群要定期检查，低脂饮食，运动和服用降脂药。

（5）锻炼有助于保持体重，减少高血脂、高血压和冠心病的发生。

按摩祛病痛

中医认为，人体经络内联脏腑，外络肢节。冠心病患者在手少阴心经、手厥阴心包经的循经穴位，以前胸部的膻中穴，背部的心俞穴，均有较为敏感的压痛点，按摩这些穴位，能起到疏通

气血，强心止痛的效果。特别是重按内关穴，对于缓解冠心病心绞痛，心律失常，心肌梗死的危急救治有重要意义。

具体来讲，治疗冠心病的有效穴位和按摩手法，主要如下：

1 点按内关穴：内关为手厥阴心包经之合穴，手厥阴心包经起于胸中，旁络三焦，其经络循行路线起于乳旁，外走上臂内侧，下行至中指指端。心脏有邪，心包络直受其过，若心脏有病，可以反映于心包络经，内关是手厥阴心包络经的重要合穴，所以能治冠心病等心脏病。当心绞痛、心律失常发作时，用力不停点按内关穴，每次3分钟，间歇1分钟，能迅速止痛或调整心律。

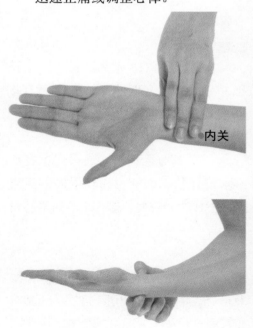

内关

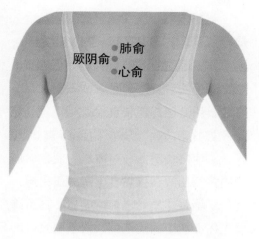

厥阴俞　●肺俞
　　　　●心俞

2 用示指揉膻中穴，也可选背部两侧膀胱经的肺俞、心俞、厥阴俞等穴，用掌根部推法或拇指按揉法每次15分钟，每天1次，15次为一疗程，治疗期间，停服强心药及其他药物。

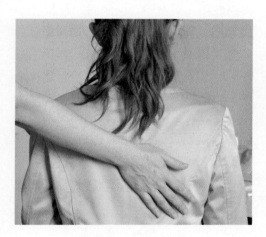

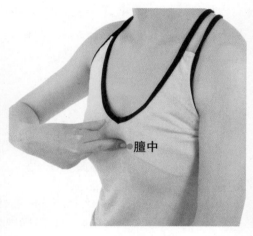

●膻中

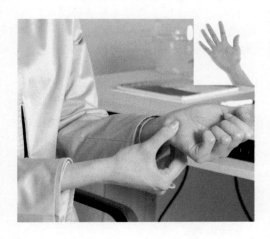

3 揉按灵道穴：灵道为手少阴心经的经穴，位于小指内侧腕关节上1寸处。有人发现，约91%的冠心病患者，左侧的灵道穴有明显的压痛。冠心病犯病时，可用拇指先轻揉灵道穴1分钟，然后重压按摩2分钟，最后轻揉1分钟，每天上下午各揉1次，10天为一疗程，间歇2～3天，可进行下一疗程。

食疗解疼痛

冠心病已经成为危害人们健康的常见病之一。防治冠心病已成为急待解决的医学问题。据最新的医学调查表明，冠心病与营养不平衡也有一定关系。因此合理调整膳食也是防治冠心病的一项重要措施。

下面是几个可以防治冠心病的食谱

木耳烧豆腐

准备材料：黑木耳15克，豆腐60克，葱、蒜各15克，花椒1克，辣椒3克，菜油适量。

制作方法：将锅烧热，下菜油，烧至六成热时，下豆腐，煮十几分钟，再下木耳翻炒，最后下辣椒、花椒、葱、蒜等调料，炒匀即成。

食用方法：佐餐食用。

食疗功效：黑木耳具有滋肺益胃，治疗痔疮出血、高血压、便秘、血管硬化的功效；豆腐含丰富的蛋白质，有利于增强体质和增加饱腹感，还可降低人体血液中铅的浓度。两者同食可防治高血压、高血脂、糖尿病、心血管疾病等。

养生贴士

冠心病患者在运动中的注意事项

（1）运动前后避免情绪激动。精神紧张，情绪激动均可使血中儿茶酚胺增加，降低心室颤动阈。加上运动可有诱发室颤的危险，因此，冠心病患者不宜做比较剧烈的运动。

（2）运动前不宜饱餐。因为进食后人体内血液供应需重新分配，流至胃肠帮助消化的血量增加，而心脏供血相对减少，易引起冠状动脉相对供血不足，从而发生心绞痛。

（3）每次运动锻炼都要做好准备和恢复运动：运动锻炼前要进行10分钟左右的准备活动；锻炼后，要进行10分钟左右的还原活动，然后再静止休息。

（4）运动要循序渐进，持之以恒，平时不运动者，不要突然从事剧烈的运动。

（5）要严格控制运动量：患者要根据自身的症状及心肺功能，确定适当的活动量。运动量的大小以不引起心绞痛，心前区不适或极度疲劳为度。

（6）运动时应避免穿得太厚，影响散热，增加心率。心率增快会使心肌耗氧量增加。

（7）运动后不要马上洗热水澡。因为全身浸在热水中，必然造成广泛的血管扩张，使心脏供血相对减少。

（8）运动后避免吸烟。因为运动后心脏有一个运动后易损期，吸烟易使血中游离脂肪酸上升和释放儿茶酚胺，加上尼古丁的作用而易诱发心脏意外。

（9）天气异常或身体不适时应减少或停止运动锻炼：当天气变化，如下雨、下雪等或高温与潮湿严寒季节，均可使机体消耗增加，应酌情减少运动量。感冒、发热、身体不适时，应暂停运动锻炼。

痛源：暴饮暴食害处大

暴饮暴食是指在短时间内进食大量食物，超过胃肠功能的负荷。现代上班族由于压力太大、工作节奏太快，常常是饥一顿饱一顿，一有空就大餐一顿，暴饮暴食。殊不知，经常暴饮暴食对身体非常有害。古人根据长期的养生经验早就提出了"食不过饱"的说法。从近期反应看，暴饮暴食会影响胃肠道的生理功能；从远期反应看，暴饮暴食会使体内的热量过剩，引起肥胖，并可加速衰老进程；从营养素吸收的角度看，一次性摄入大量优质食物，会使其中的大部分营养素（如蛋白质等）无法被充分吸收，而造成浪费。不仅如此，暴饮暴食还很可能引起急性胃扩张，诱发急性胃肠炎、急性胃溃疡穿孔，导致食道溃疡，甚至诱发心脏病等，还是诱发急性胰腺炎的元凶之一。可以说，暴饮暴食是饮食的第一大忌。

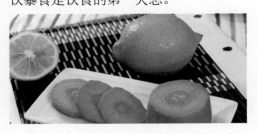

食道痛

症状表现

（1）胸骨下段后方或高位上腹部疼痛。疼痛常于进食后或饮水时加重，并可放散至肩胛间区、左侧胸部、或向上放射至肩部及颈部。

（2）还经常出现恶心、呕吐、嗳气等症状，此因食管的正常蠕动被破坏而引起。

（3）咽下困难，即进食吞咽时有通过受阻的感觉。开始只是对固体食物咽下困难，以后可以随着疾病的进展，即使是液体食物也会感到通过受阻。

（4）病人长期进食不好，还可以出现贫血及体重减轻等症状。

症状解释

这是食道溃疡的主要症状。暴饮暴食是导致食道疼痛的主要原因。食物进入胃内，经储纳、研磨、消化，将食物变成乳糜状，才能排入肠内。如果咀嚼不细、狼吞虎咽、暴饮暴食，就会增加胃的负担，延长停留时间，可致胃黏膜损伤。就餐狼吞虎咽、暴饮暴食，食物在口中停留的时间必然会缩短许多，不能充分地与唾液进行混匀和消化，大块食物也得不到仔细的加工。这样，既影响了唾液对食物的消化，又加重了胃的负担。而食物不能进行充分咀嚼时，颗粒粗糙、温度较高的饭菜，很容易损伤本身就很脆弱的食管黏膜上皮，使其破溃，引发急性炎症。如果炎症在食管的上皮形成瘢痕，必然会影响其正常的运动功能，出现吞咽困难的情况甚至剧烈的疼痛。

吃对了吗?

食管溃疡多是由于酸性胃液，以及其他因素刺激的结果。常见的诱因为反流性食管炎，即食管黏膜对胃酸和胃的消化酶缺乏抵抗力，或误服某些腐蚀性药品及坚硬的异物，如强碱、强酸、农药都能烧伤食管黏膜，使食管黏膜的屏障功能受损而引起溃疡。所以，食管溃疡患者应该注意日常饮食以及生活习惯。

（1）少量多餐定时定量；每天5～7餐，每餐量不宜多。

（2）饮食宜少量多餐，不宜过饱；避免进食过快、过饱，以免使胃内压力升高，晚餐不要过晚，最好在睡前3～4小时前进食。

（3）选择细软易消化，营养价值高的食物，如牛奶、鸡蛋、豆浆、鱼、瘦肉等。经加工烹调使其变得细软易消化、对胃肠无刺激；同时能补充足够热能、蛋白质和维生素。

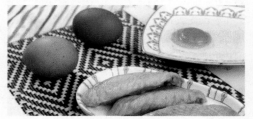

养生贴士

食管溃疡饮食宜忌

宜：（1）宜多吃对食管有修复作用的食物，如猕猴桃、无花果、香菇、蘑菇、金针菜、薏苡仁、菱、橘子、苹果、橄榄、琼脂、沙虫、海蜇、荸荠、蛤蜊、鲨鱼、乌龟、甲鱼。（2）宜多吃能改善吞咽困难的食物，包括鲫鱼、鲤鱼、河蚌、乌骨鸡、梨、荔枝、甘蔗、核桃、韭菜、蒜、柿饼、藕、田鸡、塘虱、鸡嗉、牛奶、鹅血、芦笋。（3）胸痛胸闷宜吃韭菜、马兰头、无花果、杏仁、橘饼、鲎、黄鳝、猕猴桃、荠菜、泥鳅、蜂蜜。（4）呃逆宜吃荔枝、刀豆、柿子、核桃、甘蔗、苹果、萝卜。（5）便秘宜吃蜂蜜、荸荠、莼菜、海蜇、泥螺、海参、无花果、麦片、松子、芝麻、核桃、兔肉、桑葚、苹果、桃子。

忌：（1）忌烟、酒。（2）忌辛辣刺激性食物：花椒、辣椒、桂皮等。（3）忌霉变、污染食物。（4）忌烟熏、腌制类含亚硝胺多的食物。（5）忌坚硬不易消化、粗糙食物。（6）忌暴饮暴食。

腹部剧痛

症状表现

（1）突发性中上腹部持续性疼痛，阵发性加重，前倾位时疼痛可减轻，进食后疼痛加重，疼痛可向左侧胸部及腰背部放散，少数病人疼痛轻微。

（2）伴有恶心呕吐，呕吐后疼痛无缓解。

（3）部分病人伴有发热及黄疸，如发热过高或持续不退，可能为继发感染。

症状解释

这是急性胰腺炎的典型症状。很多上班族，饮食无规律，要么不吃，要么饱餐一顿。而突然来临的暴饮暴食很容易导致急性胰腺炎，这是因为急性胰腺炎的发病与暴饮暴食有着密切关系。胰腺是人体内十分重要的消化腺，食物中所含的脂肪、糖和蛋白质都靠胰液中的消化酶来消化吸收。假如一次吃进过量的脂肪和蛋白质食物及大量饮酒，势必引起胰腺大量分泌胰液用以消化食物。胰液分泌过多，可造成胰管内压力增高，使胆汁逆流入胰管内，从而导致胰腺自身组织的消化，引起胰腺炎的发生。患了急性胰腺炎不仅痛苦难忍，而且后果是非常严重的，有时可造成猝死。

发作时，如何急救

急性胰腺炎发病的时候是非常痛苦的。一般来讲，急性胰腺炎发病的时候，患者可以通过以下救护措施缓解疼痛：

（1）发病后立即禁食禁水，否则会加重病情。待腹痛消失、体温正常后逐渐恢复饮食，以少量流食开始，禁肉类和蛋白类饮食。如进食引起病情复发，说明还得继续禁食禁水。

（2）有效地止痛，并抑制胰腺分泌消化酶。阿托品0.5毫克，肌肉注射；喷他佐辛30毫克肌肉注射；阿尼利定，苯巴比妥均可应用。重症患者可用哌替啶100毫克肌肉注射，0.25%普鲁卡因生理盐水500毫升静滴。

（3）腹胀明显的，给予下胃管胃肠减压。

每天动一动

胰腺炎患者要注意不能剧烈运动，即使是病好以后也不能在短时间内做剧烈运动。当然，运动还是要做，但是要循序渐进，可以先从慢走开始，然后慢跑，做做保健操，可以针对自己的问题，做做自我按摩。等身体适应了运动量，再增加其他的项目。运动是要长期坚持的，不能太急了！

吃的对吗

急性胰腺炎在剧痛、背痛、恶心、呕吐的急性期应禁水禁食，以免促使胰液分泌。随着病情的好转，应开始进食含糖的流质饮食，从容易消化的糖类饮食开始。病好的初期，即使能够摄取饮食，其消化能力也很低下。因此，应制作相应的饮食。总之，急性胰腺炎的基本饮食原则是给予少量的容易吞咽和消化的、蛋白质和脂肪含量少的糖类饮食。有的症状需严格控制脂肪，症状无异常时可逐渐增加蛋白质。有水肿时应限制食盐的摄取。

急性胰腺炎治疗期间应该遵循低脂肪，高蛋白，高维生素，高碳水化合物和无刺激性、易消化等原则。急性发作期应禁食1～3天，可静脉补充营养，以免引起对胰腺的刺激；缓解后可给予无脂肪低蛋白的流质，如果汁、米汤、藕粉、面汤、蜜水、番茄汁、西瓜汁、绿豆汤等；病情稳定后，可给低脂肪半流质食物，如鱼、虾、鸡、鸭、瘦肉、豆及豆制品和含维生素A、B族维生素、维生素C丰富的新鲜蔬菜水果，要坚持少吃多餐原则。

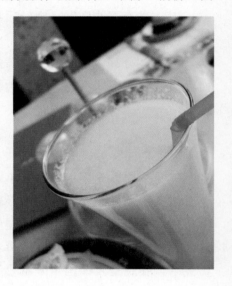

另外，要绝对禁酒，忌油炸食品、高脂肪和辛辣食物。

饮食要定量、定时，有一定的规律性，暴饮暴食会给胆囊、胰脏带来最大的负担。胰腺炎患者应该做到每日4～5餐，甚至6餐。因为这样多次而少量地进食，就会减少对胰脏的刺激，使炎症趋于稳定。

养生贴士

细嚼慢咽好处多

细嚼慢咽的饮食方式有以下几大好处：

（1）可保护肠胃：细嚼慢咽可以使唾液分泌量增加，唾液里的蛋白质进到胃里以后，可以在胃里反应，生成一种蛋白膜，对胃起到保护作用。

（2）可防治牙病：细嚼慢咽能充分调节口腔的生理机能。细嚼可以促使牙龈表面角质变化，加速血液循环，提高牙龈的抗病能力。

（3）可节食减肥：食物进入人体，血糖会升高到一定的水平，大脑食欲中枢就会发出停止进食的信号。然而，进食过快，当大脑发出停止的进食的信号时，往往已经吃了过多的食物，而细嚼慢咽，则有利于节食减肥。

（4）可以美容：细嚼促进了面部的肌肉活动，改善了局部的血液循环，提高了肌肤代谢活动，从而使面部皱纹减少，面色红润。

（5）延缓脑力衰退：细嚼慢咽，可使面部肌肉得到运动和锻炼，还能增大大脑的活力，起到预防大脑老化和老年痴呆的作用。

痛源：常吃生冷硬餐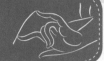

胃部是人体生理活动最重要的器官。胃部的内环境是非常敏感的，因此人们在饮食上一定要注意，否则的话就会刺激胃的内环境，诱发胃部疾病。根据相关医学研究，几乎所有的胃部疾病都是由于不良的饮食习惯引起的。生冷硬餐，不管是生餐、冷餐、硬餐对胃部都会带来非常强烈的刺激。这也是很多上班族诱发胃部疾病的主要原因之一。因为大多数上班族都有过食用生冷硬餐的经历。

上腹持续性钝痛

症状表现

（1）上腹痛，正中偏左或脐周压痛，呈阵发性加重或持续性钝痛，伴腹部饱胀、不适。

（2）严重者会出现持续性剧痛。

（3）恶心、呕吐呕吐物为未消化的食物，吐后感觉舒服，也有的病人直至呕吐出黄色胆汁或胃酸。

（4）腹泻，伴发肠炎者出现腹泻，随胃部症状好转而停止，可为稀便和水样便。

（6）脱水，由于反复呕吐和腹泻，失水过多引起皮肤弹性差、眼球下陷、口渴、尿少等症状，严重者血压下降，四肢发凉。

（7）呕血与便血，少数病人呕吐物中带血丝或呈咖啡色，大便发黑或大便潜血试验阳性。

症状解释

以上症状是急性胃炎的典型症状。急性胃炎可分为单纯性、糜烂性、化脓性和腐蚀性四种，以单纯性最为多见。急性胃炎常伴有肠炎性腹泻，二者又并称急性胃肠炎。进食生冷硬饭或者剩饭剩菜，尤其是夏季很容易诱发急性胃炎。在日常生活中，为了赶时间，很多上班族喜欢带饭到单位，中午就将就吃冷饭。这种吃生冷硬餐的饮食习惯很容易引发急性胃炎，导致胃痛。

按摩祛病痛

治疗急性胃肠炎可以通过对患者相关的部位及穴位施以不同的手法，达到止泻、止痛、消胀的目的，培补元气，改善胃肠的功能。

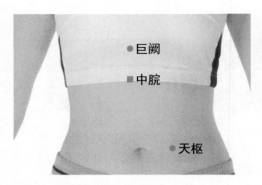

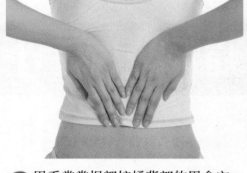

1 以手指按揉巨阙穴、中脘穴、天枢穴。

2 用手掌掌根部按揉背部的胃俞穴、肝俞穴、脾俞穴。

3 腹部按揉方法：（1）先用手掌大鱼际由上向下按压上脘、中脘、下脘。（2）再用手掌心贴近神阙穴按揉3～5分钟。（3）然后用拇指指腹按压神阙穴周围2分钟。画圆方式用掌根按压腹部周围2分钟，不要太用力。（4）最后以自己感觉舒服为准。

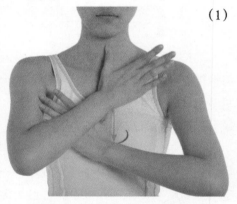

（1）

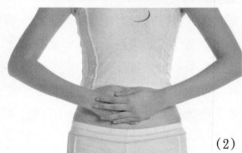

（2）

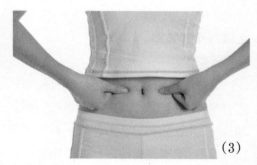

（3）

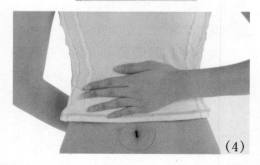

（4）

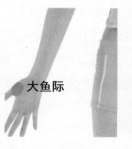

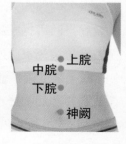

食疗解疼痛

治疗急性胃炎的食疗方

鲜藕粥

准备材料：鲜藕适量，粳米100克，红糖少许。

制作方法：将鲜藕洗净，切成薄片，粳米淘净。将粳米、藕片、红糖放入锅内，加清水适量，用武火烧沸后，转用文火煮至米烂成粥。

食用方法：每日2次，早晚餐食用。

橙子蜂蜜饮

准备材料：橙子1只，蜂蜜50克。

制作方法：将橙子用水浸泡去酸味，然后带皮切成4瓣。橙子、蜂蜜放入锅内，加清水适量，用武火烧沸后，转用文火煮20～25分钟，捞出橙子，留汁即成。

食用方法：代茶饮。

胃部保健十忌讳

一忌饥饱不均	二忌饮食不洁
三忌酗酒无度	四忌晚餐过饱
五忌咖啡浓茶	六忌狼吞虎咽
七忌嗜烟成癖	八忌过度疲劳
九忌精神紧张	十忌滥用药物

小腹痛

症状表现

（1）腹痛，伴有恶心、呕吐、腹泻等消化道症状。

（2）排便次数明显超过平日习惯的次数，粪质稀薄，水分增加。

（3）大便含未消化食物或脓血、黏液。

（4）有排便急迫感、肛门不适、失禁等症状。

症状解析

这是腹泻的症状。进食生冷硬饭很容易导致腹泻。剩菜剩饭储存时间长会被细菌感染，食物腐烂会产生有毒物质。很多人认为食物放在冰箱中就会万无一失，其实，许多病菌在4度～6度的低温冷藏柜里照样会"生儿育女"。食用剩饭、剩菜引起肠道疾病的患者，轻者头晕、心慌，重者呕吐、腹泻。尤其是夏季气温高，食物容易变质，胃肠道疾病最容易乘虚而入，导致胃肠道受损，引起小腹疼痛，导致腹泻。

好习惯、坏习惯

　　轻微的腹泻症状可以通过自我疗法来消除也很有效。例如穴位按摩就是很好的方法，简单易操作，值得尝试。

　　（1）腹部按摩除腹痛，可利用水分穴、天枢穴、大巨穴、中脘穴等穴位。其中的水分穴位于肚脐正上方的一个大拇指宽处，按压此穴，在腹部方向会有疼痛感。其他的穴位也都在肚脐周围。操作方法：两手除拇指外，其余四指并拢，两手指尖相对，以指腹按摩腹部周围，以感到舒畅的指压缓慢地加力。此方法刺激的范围广，即使没有正确地掌握穴位位置也没关系。每天早中晚各一次，每次5～10分钟，以腹部有热感为宜。对治疗慢性腹泻具有显著的效果。

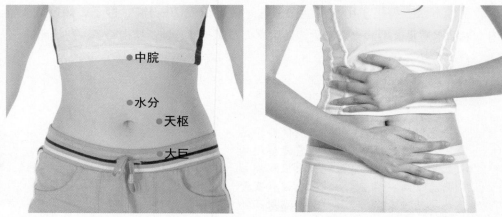

　　（2）单穴按摩治疗腹泻：取脐下3寸关元穴。用手掌心贴在穴位处按揉。左转为补，右转为泻（女则反之）。每日1～2次，7日为1个疗程，每次补法500次，泻法200次。

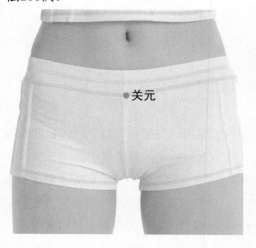
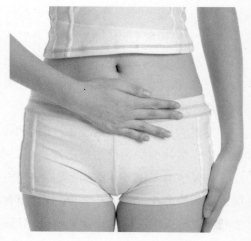

（3）按摩劳宫穴：用右手拇指对准左手劳宫穴左转300次后，手法可由轻渐重，然后换左手拇指按揉右手劳宫穴。以同样手法，由表透里，逐渐加力，速度每转1次为1秒钟，并收肛提气，待感到暖气，有肠鸣音时。即停止按摩，静躺10分钟下床。

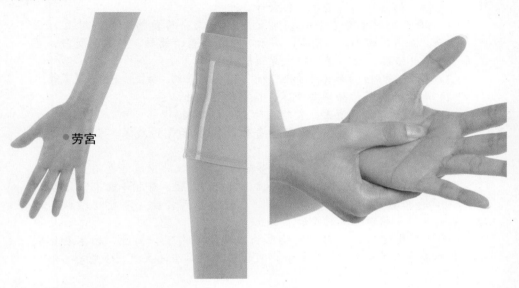

劳宫

食疗解疼痛

治疗腹泻的食谱

八宝糯米饭

准备材料：莲子50克、白扁豆50克、薏苡仁30克、核桃肉30克、桂圆肉30克、青梅20克、大枣20枚、山药100克、白砂糖100克、糯米500克、猪油 50克。

制作方法：将糯米、薏苡仁、白扁豆、莲子洗净后，分别入笼中蒸熟，取大碗1个，用猪油10克抹于碗内，再排放青梅、大枣、桂圆肉、核桃仁、莲子，加入糯米饭，入笼中蒸30分钟，取出翻扣于大盘中，再用猪油和白砂糖溶化后浇淋饭上即成。

食用方法：用以佐餐或用正餐。

食疗功效：健脾益胃；适用于脾胃虚弱，经常性腹泻。

养生贴士

腹泻患者的饮食禁忌

（1）发病期间或腹泻初愈者，不宜立刻食用难以消化的食物，如：煎炸熏烤食物、奶酪、奶油蛋糕、黏食等。

（2）不宜饮用生冷食物或经常食用性质偏凉的食物，如：绿豆、西瓜、竹笋、海带、鸭肉、黄瓜、茄子、藕、莴苣、菠菜、芹菜、茭白、黄花菜、冬瓜、苦瓜、丝瓜等，以免导致腹泻。

（3）有滑肠作用的食物不可多服，如：芝麻油、牛奶、核桃、芝麻、菠菜等。

（4）生吃的蔬菜，必须要洗净，饭前便后洗手。

（5）餐具定期高温消毒，食物应防止苍蝇叮爬。

（6）腹泻病人忌酒，忌肥肉和含粗纤维易胀气的蔬菜，如韭菜、芹菜、竹笋等食物。

（7）生冷瓜果、凉拌菜、含脂肪多的点心，以及冰激凌等也不宜食用。

（8）坚硬不易消化的肉类，如腌肉、熏肉、火腿、香肠等也不宜食用。

（9）选择容易消化、质软少渣、无刺激性的食物，不要吃过酸、过辣、胡椒、芥末等调味品过重的食品。

（10）不要食用大块肉。食物形状以碎肉、肉丁、肉丝、肉末和蒸蛋羹、煮鸡蛋等形式为主。适当加餐，可保证在腹泻中不丢失过多营养。

阑尾痛

症状表现

（1）腹部疼痛：主要位于右下腹部，其特点是间断性隐痛或胀痛，时重时轻，部位比较固定。多数病人在饱餐，运动和长期站立后，疼痛加重。

（2）胃肠道反应：病人常觉轻重不等的消化不良、胃纳不佳。病程较长者可出现消瘦、体重下降。一般无恶心和呕吐，也无腹胀，但老年病人可伴有便秘。较急的话有恶心、呕吐等症状，早期的呕吐多为反射性，常发生在腹痛的高峰期，呕吐物为食物残渣和胃液，晚期的呕吐则与腹膜炎有关。

（3）腹部压痛：压痛是唯一的体征，主要位于右下腹部，一般范围较小，位置恒定，重压时才能出现。无肌紧张和反跳痛，一般无腹部包块，但有时可触到胀气的盲肠。

（4）如果是病情较急，病程中患者会发烧，体温多在37.5度～38.0度之间，体温较高的，也可达39度左右，极少数病人出现寒战高烧，体温可升到40度以上。

症状解释

这是阑尾炎的主要症状。在日常生活中，很多不良的习惯都很容易引起阑尾炎，尤其是很容易引起急性阑尾炎。同时，阑尾炎的发病和患者的精神状况也有很大的关系。根据相关医学调查，随着工作压力越来越大，阑尾炎发病的概率也越来越大。很多上班族本身精神压力就很大，如果没有良好的饮食习惯，例如常吃生冷硬饭，喝冷饮，饮酒，很容易诱发阑尾炎。尤其是常吃生冷硬饭，已经让很多上班一族引发了阑尾炎，付出了惨重的健康代价。所以，对于那些长期坐班的人来说，一定要养成良好的饮食习惯，从源头上拒绝阑尾炎的发病。

拔罐祛病痛

对于慢性阑尾炎的疼痛，还可以采取拔罐疗法来治疗：

拔罐法一

（1）取穴

主穴：神阙、膈俞。

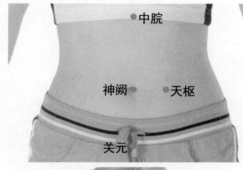

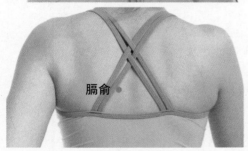

配穴：天枢、中脘、关元、阑尾穴。

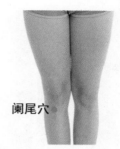

（2）治法

患者先取仰卧位，针刺配穴，每次选2～3穴，得气后用强刺激泻法，留针一小时左右。留针期间，每隔10～15分钟捻转提插一次。取针后，嘱病人转成坐位，用皮肤针弹刺主穴，至局部潮红并轻度出血，之后在神阙穴吸拔大罐，膈俞穴左右分别吸拔中罐。留罐15～20分钟，以局部皮肤呈深红色为宜。

上述方法，根据病情，每日治疗1～2次。不计疗程。

拔罐法二

（1）取穴

主穴：府舍、腹结、阑尾穴、大横。

配穴：恶心、呕吐加上脘，反跳痛明显加天枢，体弱加关元。

（2）治法

每次取一组主穴，阑尾穴取双侧，余取右侧。据症加配穴。腹部穴除关元外，均用三棱针快速点刺5～10下后，立即拔罐，关元穴仅拔罐不点刺，均留罐15分钟。阑尾穴仅针刺，进针得气后留针30分钟，中间行捻转泻法1次。上述方法，根据症情，每日1次，7次为一疗程，疗程间歇3天。

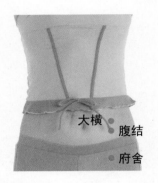

大横
腹结
府舍

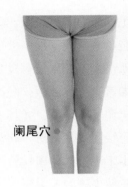

阑尾穴

家用小偏方

下面是几个适宜阑尾炎患者食用的菜谱

（1）冬瓜仁苦参汤：冬瓜仁15克，苦参30克，甘草10克，水煎，调蜂蜜适量饮服。

（2）败酱草汤：败酱草30克，忍冬藤20克，桃仁10克，薏苡仁30克，水煎，每日分2～3次服。

（3）桃仁薏苡仁粥：桃仁10克（去皮尖），薏苡仁30克，粳米50克，加水同煮粥至极烂服用。

阑尾炎术后的家庭护理

（1）手术前家庭护理

应密切观察病人的腹痛，大便，体温和脉搏情况。应让病人休息好。

（2）手术后家庭护理

①手术后不能吃喝。要等到胃肠活动恢复后才能进食。胃肠活动恢复的标志是能听到腹内肠鸣声或肛门排气。

②术后肠管不活动，手术创伤处容易粘连。所以要鼓励病人多活动。一方面预防肠粘连，另一方面也可以促进胃肠活动的恢复。

③腹部手术后病人咳嗽是一件痛苦的事。可以用些止咳、祛痰药物，如复方甘草片3片，每日3次口服。或用喷托维林50毫克，每日3次口服。病人有痰必须要咳出来。为了减轻病人的痛苦，护理人员可以协助病人。即在咳嗽时用双手放在切口两侧向中间用力，可以减轻病人咳嗽时的疼痛。

④阑尾手术后有可能发生一些并发症。所以陪护人员如果发现病人有不正常的变化，如满腹疼痛；手术后3天体温反而升高；腹胀、肛门不排气；切口出血、流脓水等应及时和医生联系，以取得及时处理。

⑤如果医生嘱咐病人半坐位，陪护人应配合医生做工作，使病人坚持半坐位。

⑥出院后半月内不宜做剧烈运动或重体力劳动。如挑水、打篮球等。

痛源：嗜酒如命

肝区疼痛

症状表现

（1）身体容易疲劳，工作不能持久易疲乏，工作效率减低、食欲缺乏、全身有倦怠感等症状。

（2）重者感觉全身乏力，两腿沉重，稍微行动便觉全身软弱无力，不能支持，须卧床休息。

（3）有的人仅有轻度的疲乏、恶心、呕吐和不同程度的黄疸，食欲缺乏、腹胀、嗳气、肝区胀满等感觉。

（4）病情逐步加重的话，会出现肝区疼痛，在劳累后更加明显。

（5）严重者会发生肝性脑病和肾衰，在数小时死于并发症，如果及时治疗，病情可在短期内迅速好转。

症状解释

这是脂肪肝的主要症状。肝脏是人体的"化工厂"，体内大部分代谢都在这里完成，脂肪也不例外。在正常情况下，脂肪一般占整个肝脏重量的3％左右，如果超过5％就是脂肪肝。长期饮酒会造成酒精性脂肪肝、酒精性肝

炎。酒对肝的影响应该是相当直接的，因为酒是需要肝来消化的，酒量的好坏取决于肝内酶的多少，过量的喝酒就使肝的负荷量大大增加，时间一长肝脏便无法再承担，引起病变。严重的病人甚至会发生酒精性肝硬化，病情到了这一步就只能控制而不可逆转了。因此，要保护您的肝脏，首先就是要远离酒精。

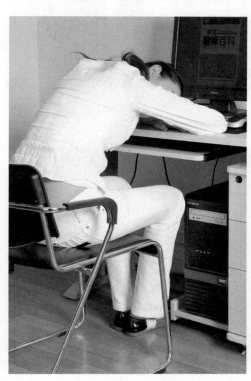

每天动一动

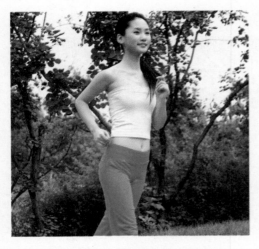

1 中等运动量的体育锻炼：人体对于多余热量的利用，除了转化为脂肪储存外，主要通过体力活动消耗掉。在肥胖病的形成原因中，活动过少比摄食过多更为重要。因此，应根据自身情况，坚持参加中等运动量的锻炼，并持之以恒。

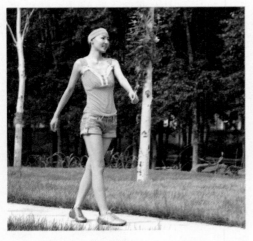

2 坚持散步，是自我锻炼的好方法。先在室内散步，再到室外散步，散步的时间以20分钟左右为宜。

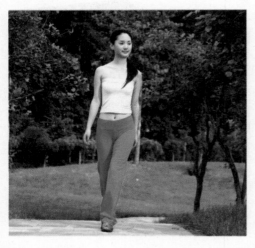

3 有条件的话，适当安排时间，投身于大自然，游历山野，对身心大有益处。树木花草丛中，空气清新，令人脑清神爽、遍体舒畅、心旷神怡、胸襟开朗、消除病态，促进健康。

按摩祛病痛

脂肪肝病人要学会自我保健，要保证生活规律，起居有节，顺应大时，穿着适宜，寒温适度。在疾病恢复期，可根据病情，适当做保健按摩以健身。

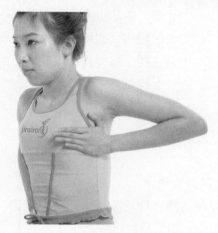 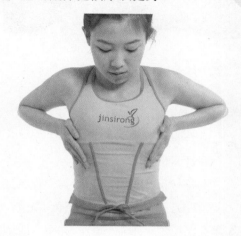

1 单手按摩两侧胸部：右手抬起，肘关节弯曲，手掌尽量上提，以手掌根部着力于腋下，由上而下推擦、用力要稳，由轻渐重。推进速度应缓慢和均匀，动作有一定规律。反复推擦10次，以温热和舒适为宜。本法有疏肝理气，散结消肿的作用。

2 双手按摩两侧胸部：双手肘关节弯曲，双掌掌根放于腋下，五指并拢，四指指向斜下方，掌根着力，自腋下推擦至前胸中脘穴处。反复10～20次，用力慢而稳，力度由轻渐重。可顺手理肝，散瘀活络。

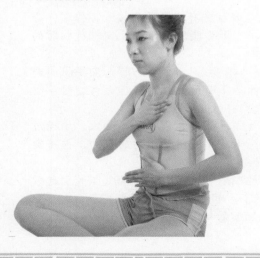

3 用双手本自上而下抹胸部，作用力由轻到重。一般开始时轻，中间重，结束时轻，如此反复约30次。本法有清心宁神，畅通血脉的功用，能加速酒精在肝脏内的代谢分解。

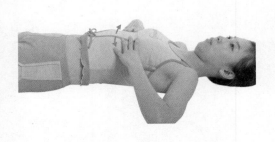

4 仰卧，双手五指略分开，形如梳状，从胸正中向两肋侧，分别顺肋骨走向梳理开，要求双手对称，着力和缓。本法主要用于胸胁郁闷，有疏通经络、宽胸顺气作用。操作中避免搓、擦等损及皮肤表面的动作。女性患者不宜用此手法。

食疗解疼痛

适合脂肪肝患者的食疗方

脊骨海带汤

准备材料：海带丝、动物脊骨各适量，调料少许。

制作方法：将海带丝洗净，先蒸一下；将动物脊骨炖汤，汤开后去浮沫，投入海带丝炖烂，加盐、醋、味精、胡椒粉等调料即可。

食用方法：食海带，饮汤。

黄芝泽香饮

准备材料：黄精、灵芝各15克，陈皮、香附子各10克，泽泻6克。

制作方法：将以上各味加水煎煮，取汁。

食用方法：分2～3次饮服。

养生贴士

哪些人易患脂肪肝

（1）嗜酒、酗酒的人：由于酒精对肝细胞有较强的直接毒害作用，会使脂肪库转运到肝脏的脂肪增加，并减少肝内脂肪的运出，使肝对脂肪的分解代谢发生障碍。

（2）肥胖的人：调查发现，10个"胖墩儿"8个脂肪肝。主要原因是肥胖者血液中含有大量游离脂肪酸，源源不断地运往肝脏，大大超过了运输代谢能力，使得肝脏脂肪堆积，造成肥胖性脂肪肝。

（3）营养过剩的人：营养过剩，尤其是偏食荤菜、甜食的人，由于过食高脂、高糖食物，使肝脏负担增大，干扰了肝脏对脂肪的代谢，使平衡状态发生紊乱，造成营养过剩性脂肪肝。

（4）营养不良的人：节食、长时间饥饿、神经性厌食、肠道病变引起吸收不良、热能供应不足、蛋白质供应低下，都会导致脂肪动员增加，大量脂肪酸从脂肪组织释出进入肝脏，使肝内脂肪蓄积而造成营养不良性脂肪肝。

痛源：饭后运动易伤身

很多人认为，吃饭后进行运动不仅可以帮助消化，还可以在最短的时间内消耗热量，有助于减肥。其实这是很不健康的养生方式。饭后不能立即去参加剧烈的体育运动，如果饭后马上参加剧烈运动，可使正在参与胃肠部消化的血液又重新分配，流向肌肉和骨骼，从而会影响胃肠的消化和吸收，饭后即刻参加剧烈运动还可以因为胃肠的震动和肠系膜的牵扯而引起腹痛及不适感，这会影响人体的健康。

运动性腹痛

症状表现

（1）胸骨下、脐的两旁及耻骨以上部位发生疼痛。

（2）开始为右上腹剧烈疼痛，如撕裂感，随即可能波及全腹。

（3）轻则钝痛、胀痛。

（4）腹痛严重者呈阵发性的绞痛，其疼痛部位多在脐周及腹上部。

症状解释

饭后运动时，血液的分配会从消化道转移到骨骼肌，这促使消化道缺血而导致胃肠道平滑肌痉挛，也会引起腹痛；运动时全身需氧量增加，平时缺乏锻炼的人肺活量小，这时候，努力喘气容易出现呼吸浅而快，使得胸腔负压减小，造成肝脏血液回流受阻，会导致肝脏瘀血、肝包膜张力增大而引起肝脏疼痛，表现为右上腹疼痛。

很多上班族以为，上了一个上午的班，抓紧中午的时间好好活动一下身子，不失为一个好办法。但是如果活动强度大的话，就很容易引起腹痛，一定要引以为戒。在医学上，这种腹痛是"运动性腹痛"的一种。

饭后适合的运动

（1）蹲桩。站立时，两脚与肩同宽，两臂自然下垂，两手掌轻贴于腿两侧，眼平视前方。左腿向左侧迈出一步，同时两手臂抬起成抱物状，手高不过肩，眼平视前方；两腿屈膝下蹲约130°角，保持平稳，上身挺直；两手下按与肚脐同高，保持半蹲姿势15秒。当下肢出现酸、麻、胀感时，缓慢站起来，自然呼吸。可使下肢、腰背肌肉得到锻炼，缓解肌肉的紧张。每次锻炼时间在20~40分钟。每周由锻炼2~3天逐渐增至5~7天。

（2）变速运动。一般来说，慢走步行速度为25~30米/分，快走步行速度为70~90米/分，相当于每小时5千米左右，慢跑速度为每小时6~7公里。步速一般以匀速为佳，亦可根据地形、地面结构状况，采用变速方式。运动中，心率应控制在110~130次/分。作为一种有氧运动，它能改善心肺功能，放松肌肉。

（3）饭后找个开阔平坦的地方，打打太极拳、做做深压腿，或者扶着墙缓缓压一下背，动作幅度不大，却能放松肌肉，缓解长期坐着带来的肌肉酸痛感。

按摩祛病痛

对于运动性腹痛，我们可以采取急救措施来缓解疼痛，例如按摩就是缓解运动性腹痛的好办法。

1 擦腹肌，用掌根压紧腹部，然后环转摩擦腹部，以腹内有热感为宜。

2 揉脐，用掌根压住肚脐，保持一定压力，带动肌肉按揉，以腹内有热感为宜。

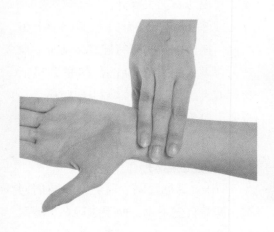

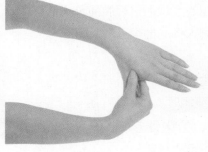

3 按压内关穴，位置在前臂内侧，距手腕有三横指，可用拇指按揉，若用指尖按揉效果更强烈。

4 按揉合谷穴，位置在拇指和示指间肌肉最高点，向掌骨方向挤压按揉。按摩内关穴和合谷穴这两个穴位时，以出现酸胀感为宜，治疗腹痛的时候酸胀感可以提升到痛感，所以揉合谷、内关的时候力量要大，甚至要用掐法，这样效果会更好。

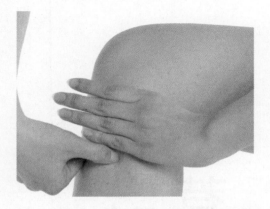
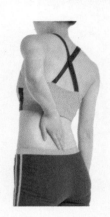

5 按摩足三里，足三里在膝关节的外侧下方，膝关节外侧有一个凹陷，足三里就在凹陷处下方四横指的位置。按摩的程度是以酸胀感为宜，假如疼痛还没缓解，可再用力按摩至产生疼痛感，这个时候就有效果了。

6 按揉压痛点，用掌根在脊柱旁开两横指处寻找腹痛反射点，然后按压并向外侧横向搓擦。

食疗解疼痛

缓解腹痛的小食谱

麦片粥

准备材料：取市售大麦片50克。

制作方法：煮粥顿服。

食疗功效：大麦甘咸微寒，有调中益气、宽肠消食的功效。

养生贴士

预防运动性腹痛，要做到以下几点

（1）至少饭后1小时再进行运动，运动前不能吃得太饱，不要饮用过冷的饮料，夏季运动出汗时要适当补充盐水。

（2）运动前做好充分的准备活动。

（3）饭后运动要循序渐进，逐渐增大运动量。

（4）饭后运动中若出现"气喘吁吁"时，应减少运动量。

（5）一旦运动中出现腹痛，应该停止运动并用手轻轻按摩腹直肌，做背伸运动拉长腹直肌，然后观察疼痛是否缓解，如果疼痛没有缓解迹象或出现恶心、呕吐等胃肠道症状，应立即去医院就诊。

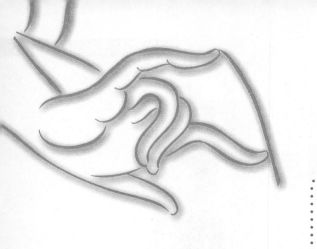

【第四章】

赶时髦、扮靓惹来的疼痛

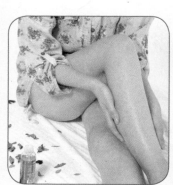
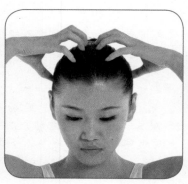
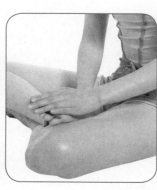

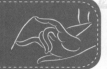

痛源：常年化浓妆

皮肤灼痛

症状表现

（1）脸部皮肤尤其是两个腮部灼热、疼痛、瘙痒。

（2）伴有口唇红肿、疼痛等症状。

（3）严重者有脸部皮肤出现红斑、水疱及色素沉着等症状。

（4）大多数症状为皮肤红、肿、热、痒、痛、起水泡等过敏症状。

症状解释

对于长期化妆的上班族来讲，如果脸部出现上述症状，很可能是由于化妆品过敏引起的。经常化浓妆或是经常使用劣质化妆品都会引起脸部肌肤的过敏，继而引起皮肤灼痛。根据调查，皮肤科门诊中有很多患者的面部接触性皮炎是因化妆品引起的。这是因为化妆品成分复杂，含有多种化学物质如颜料、香料、防腐剂、重金属、乳化剂以及各种起营养或治疗作用的添加剂。其中许多物质会刺激皮肤和引起过敏反应。另外，某些去角质化学物质或美容操作程序会使抗原更容易进入角朊层引发过敏反应。实验表明，皮肤暴露于过敏原的频率也是过敏反应的重要因素。

由化妆品引发的不相容皮炎包括接触性皮炎、口唇炎、光敏感作用、面疱疹、粉刺等。过敏反应大多表现为红、肿、热、痒、痛、起水疱等过敏症状。

化妆品过敏该怎么办

（1）马上停止使用所有种类的化妆品并及时到医院确诊，先控制病情，一般来说两天症状就会消除，除非病因不能及时发现，或者又在使用其他种类的化妆品，这样就会发生交叉过敏、皮炎易反复发作，或转化为慢性、迁延不愈。

（2）要注意皮肤的清洁。一般每天至少要洗脸三次；洗脸的时候要选用刺激性较小的以及香料含量少的香皂和洗面奶；要用温水彻底清洗。洗脸后可使用有杀菌作用的酸性而不油腻的护肤品。此外，常沐浴对皮肤的保养也十分有效，入浴时，在温热洗澡水中加上少许醋，洗浴后会感到格外地舒适。如果将醋与甘油以5：1的比例混合后洗浴，还能使粗糙的皮肤变细嫩。

（3）要注意饮食调节。多吃一些刺激性较小的食物，多吃一些能美化肌肤的食物。其实有许多食物都有较好的美容作用，例如豌豆，除了食用能补充人体的营养以外，炒而嚼之，可锻炼面肌，促进人体的血液循环和新陈代谢，从而使面色红润、光滑。将豌豆粉调鸭蛋清涂敷在面部，还有去斑润肤之功能。

（4）要注意多饮水。水对肌肤是非常宝贵的，多饮水才能补充肌肤水分。尤其在睡觉之前喝水，效果更好。因为当你睡觉时，这一杯水便在你的细胞中循环被吸收，使你的肌肤更加细嫩柔滑。洗澡前饮一杯水美容，肌肤缺少

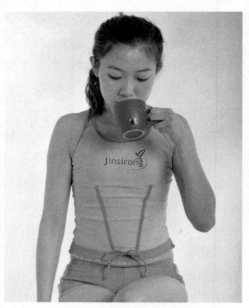

弹性的妇女，最好能养成洗澡前喝一杯水的习惯。因为，它能在你洗澡时促进皮肤的新陈代谢，使体内的细胞得到充足的水分，使皮肤得到滋润。

（5）皮肤敏感者不仅应适当减少活动，还要注意洗澡不宜过勤、水温不宜过高，否则皮肤表面的皮脂就会被洗掉，使皮肤更为干燥而易于瘙痒。沐浴后可在体表涂搽些30%～50%甘油。另外，发生瘙痒别乱挠，以防表皮细胞发生增殖性变化，变得粗糙、肥厚，其结果是越挠越痒，形成恶性循环。

按摩祛病痛

不管是什么原因引起的脸痛，在进行药物治疗的时候，如果能同时运用按摩技巧，对迅速缓解疼痛，消除炎症会很有帮助。以下是按摩方法及其要点：

首先，按摩最好要选择在晚上睡前进行，这样按摩之后迅速入睡，能保证肌肤的休息。同时，洗脸或出浴后，脸部皮肤清洁而湿润，是按摩的最佳时机。

其次，按摩之前要先涂上一层按摩霜也可以涂一些化妆专用的橄榄油。按摩霜或橄榄油的作用是使脸部皮肤光滑，从而使手指和手掌动作顺利。如果不涂任何东西，会很容易拉伤面部皮下纤维，使皮肤粗糙。

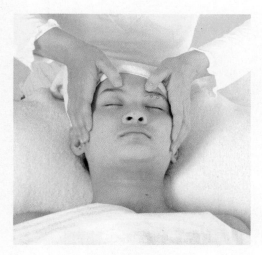

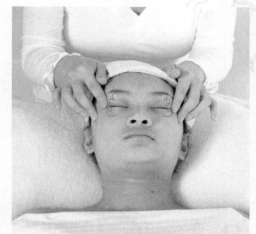

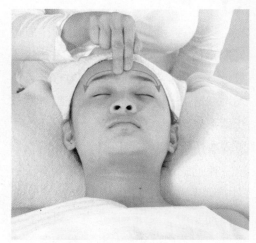

1 最正统的手法是"搓"，须按肌肉的方向和血液的流向进行，要点是在眼睛周围成圆圈状擦搓，鼻梁两侧上下动，其余部分从中间向外搓。

2 "敲"是用手指肚敲击，它比搓更简便，最适用于预防眼角的皱纹

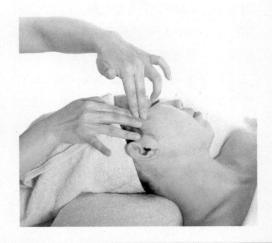

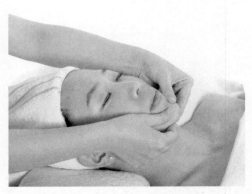 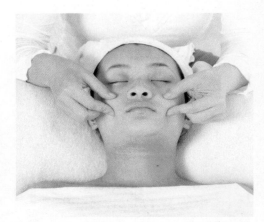

3 "捏"是当你想加速两颊血液循环时使用的手法，用拇指和示指捏很有效。

这三种手法可以单独使用，但最好配合使用。动作不要太快，手法也不可过重，以脸部感到有压力为宜。有节奏地按摩3～5分钟，至皮肤感到舒适放松即可。

皮肤按摩注意事项

不同的皮肤要用不同的按摩手法：

对于油性皮肤，搓和敲的手法适用对油脂和汗液较多的皮肤，可以起到很好的调节内分泌的作用。鼻尖等分泌物较多的部分可以稍用力搓，但如有粉刺，最好躲开粉刺部位，尤其是粉刺化脓时，严禁按摩。

对于下颚和两颊皮肤松弛的人来讲，从下颚下面向耳部稍用力搓、敲，用以刺激皮肤，使皮肤绷紧。

对于过敏性肌肤，鼻梁部分要使用搓的方法。其他部位用手指尖轻轻敲击1分钟。特别注意要使用过敏性皮肤专用的按摩霜。当皮肤因阳光暴晒而发炎或受伤时，严禁按摩。

按摩后，应使用化妆棉或软纸把按摩霜全部擦掉，用温热的水洗净，以按摩手法涂上化妆水，再涂上夜间专用营养霜。

以下是几种治疗化妆品过敏的小方法：

化妆品过敏物理疗法：休息不好引起的化妆品过敏，最好还是赶紧想办法治好，不然转变成慢性化妆品过敏，再恢复原状可就难了。倒一碗热水放一勺盐，搅拌匀后，用脱脂棉或者化妆棉吸满盐水给过敏皮肤做热敷5～10分钟，此法坚持使用效果显著。

冻牛奶治疗化妆品过敏：用棉片浸冰镇后的脱脂牛奶，放在眼皮上。每天两次，每次10分钟。洗净后涂上眼霜，并做按摩。此法立竿见影。

热水泡少许茶，放凉，用棉片浸茶水敷眼15分钟。每周两次。

食疗解疼痛

皮肤过敏不要乱吃药，否则很可能加重过敏症状。若合理调整自己的饮食，过敏症状会很快缓解。

蓋米赤豆汤

准备材料：蓋米、赤豆各30克。

制作方法：将蓋米、赤豆加适量水煮烂，加适量糖，每日服二次，连服一个月。

食疗功效：清热、利水、除湿、用于湿疹、皮肤过敏性瘙痒。

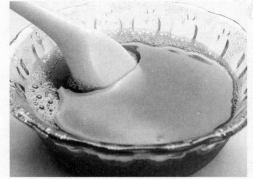

养生贴士

早晨上妆前的注意事项

怎样上妆更科学

（1）清洗

彻底冲洗是洗脸的基本原则。最理想的方法是以40℃左右的温水与冷水交互冲洗。洗脸后别忘了用双手拍打肌肤，但不可用毛巾用力擦脸。

（2）补充水分

用手沾化妆水以拍打的方式补充肌肤的水分；将棉花卷在中指，有节奏地轻拍双颊。拍化妆水时须注意脸部肌肉的条纹，按照顺序一直拍到颈部。

（3）化妆前的护肤工作

用化妆水后，可依各人情况选择不同的保养，通常都在化妆水后擦上乳液，油性肌肤的人可以省略。

（4）备注

"T"部位特殊处理。"T"部位容易出油的人必须使用控制油脂效果的化妆品，以防止脱妆。

痛源：经常染发是祸根

爱美是人的天性，时下，市面上流行的染发剂五彩缤纷，让许多爱美的年轻人可以随心所欲地改变头发的颜色及自己的形象。然而，随着染发的人越来越多，染发导致人体的一些不良反应逐渐引起医学专家的重视。研究表明，如果经常染发，加上清洗不干净，可导致白血病、皮肤炎，甚至诱发癌症。国外的研究显示，经常染发，乳腺癌、皮肤癌、白血病、膀胱癌的发病率都会增加。而头皮痛更是最常见的"染发病"。

头皮痛

症状表现

（1）头部皮肤发痒、胀痛，出现皮疹、红斑、丘疹。

（2）部分人会出现水疱、红肿、渗液、头疼等症状。

（3）严重者会出现头皮发红、水肿，甚至发生糜烂、溃疡、过敏性休克等症状。

症状解释

现在，人们对美的追求几近疯狂，甚至不惜付出健康的代价。对于经常染发的人来讲，上述症状很可能是因为染发剂过敏，导致接触性皮炎引起的。其实，染发剂引发过敏反应的现象屡见不鲜，轻则出现皮肤红肿、皮疹，重则导致过敏性休克，危及生命。据美国食品和药物管理局统计，每一品牌染发剂，每万人使用，就有15.2个人有不良反应。有实验证明，长期使用染发剂可引起人体皮肤过敏反应，如接触部位的皮肤发痒，出现红斑、丘疹，甚至有水疱、红肿、胀痛、渗液等症状。如果皮肤有外伤或患皮肤病，则更易吸收化学药品，而导致慢性蓄积中毒，甚至有可能使孕妇的胎儿发生畸形。所以，年轻的白领一族，如果你有染发的喜好，请尽快改掉这个不良习惯。

每天动一动

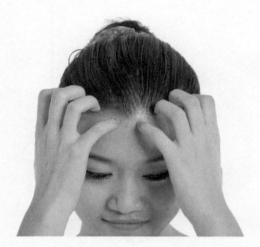

1 将双手五指分开，先前后再左右按
摩头皮，然后绕周围按摩，持续5
分钟，直至头皮发热为止。每日早
晚各一次，也可随时进行。

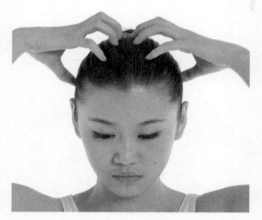

2 两手的手指按在头皮上，压按转
动，每一处按摩3次。

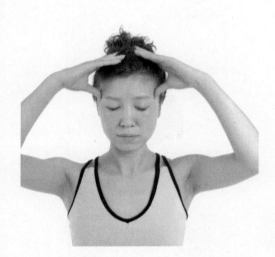

3 双手的拇指压住太阳穴，其他手指
张开，在头皮上旋转按摩3次；然
后用双侧的示指、中指压住太阳穴
按摩3次。

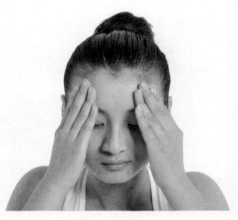

4 双手放在前额正上方，轻轻揉擦头
皮，然后沿前发际线、太阳穴鬓
角，逐渐向后移动，移至头皮中
心，按摩5分钟。

按摩祛病痛
方法一

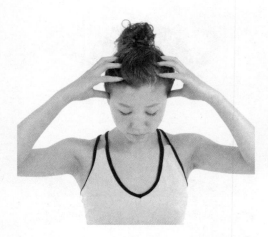

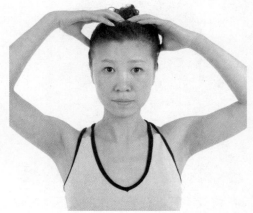

1 将双手指尖放在耳后，然后以最小的幅度向上移动，直至头顶。

2 指尖放在耳前的发际上，利用指尖向上做划圆圈的运动，直至头顶。

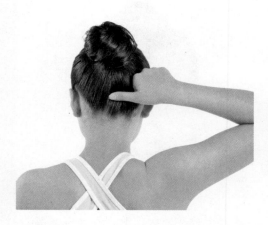

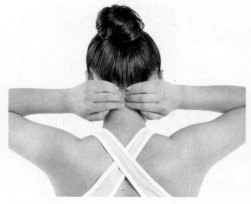

3 拇指放在头后正中，从颈部中央的发际处向上慢慢移动，直至头顶。

4 整个手掌盖在头后部分，从两侧移到耳前部位，向上按摩到前额中央，再从前向后到头顶。

方法二

用十个指头沿着前额发际向头顶做螺旋揉动，稍加用力，再由头顶揉向枕部，然后由两鬓向头顶按摩。如果头发状况较好，每天按摩一次，每次3～5分钟就足够了；如果按摩的目的是为了促进头发生长，则需每天早晚各按摩一次，每次8～10分钟。

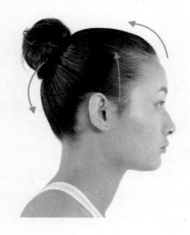

食疗解疼痛

缓解接触性皮炎引起的头皮痛的食谱

薏苡仁绿豆百合粥

准备材料：薏苡仁50克，绿豆25克，鲜百合100克，白糖适量。

制作方法：百合去内膜，加盐轻捏，洗净以去苦味。薏苡仁、绿豆加水煮至半熟加百合，文火焖至熟烂，加糖即可。

食疗功效：清热解毒，消渴利尿。适用于湿疹，风疹，粉刺，接触性皮炎。

养生贴士

哪些人不适合染发

染发虽然可以让你更具魅力，但并不是所有人都适合染发。不适宜染发的几类人群：

（1）血液病患者、荨麻疹、哮喘、过敏性疾病患者以及使用抗生素的人不宜染发。

（2）如果准备生育，夫妻俩都不能染发。

（3）头面部外伤或伤口未痊愈者不能染发。

（4）孕妇和哺乳期的妇女千万不要染发。

痛源：常穿高跟鞋

高跟鞋可以拉长腿部线条，使女性平添一份妩媚，散发更多魅力。但是长期穿高跟鞋会使下肢的平衡受到影响，站立、行走都不能随心所欲，整个身体的反应、协调能力下降，也容易发生急性腰扭伤。扭伤时肌肉、韧带发生程度不等的撕裂和微量出血，出现肿胀甚至青紫，可表现为腰痛，给工作生活带来极大不便，更严重的还会导致尿失禁、性冷淡、患上鸡眼、槌状趾，甚至脚部畸形等。

脚痛

症状表现

（1）脚上有如豆大或更大的表面光滑与皮面平或稍隆起，境界清楚，呈淡黄或深黄色，中心有倒圆锥状的角质栓。

（2）行走时会引起明显疼痛，严重时根本无法走路，

（3）多见于足跖前中部、小趾外侧或拇趾内侧缘，也见于趾背。

症状解释

这是鸡眼的典型症状。女性的高跟鞋通常不系鞋带，鞋子开口又比较

大，为了防止走路时鞋子松脱，所穿的鞋子通常会比脚小一点，这样就会产生足部挤压的现象。再加上高跟鞋前端普遍设计成尖角的样子，容易造成脚趾受压，时间一长，经常摩擦的地方，会长鸡眼。此外，穿上高跟鞋后，脚滑向前方，脚趾部挤在窄小的鞋子前端，会对脚形成压力点，并产生摩擦。而长时间受到挤压和摩擦的局部皮肤除了变成老茧外，还会在角质层内部形成鸡眼。而且在前脚部位出汗相对多一点的地方，也会形成软性鸡眼，因此常穿高跟鞋上班的女性一定要注意保护自己的双脚。

好习惯，坏习惯

鸡眼虽小，其疼痛却很难忍受。若要想远离鸡眼的困扰，除了给自己的双足提供一个良好的环境外，还应该学会预防和护理。

（1）全鞋内底面都应该放置鞋垫，可以帮助缓解疼痛。如果你有足趾骨头疼痛或穿高跟鞋站立的时间很长，应该在跖骨的位置放硅树脂的鞋垫。这种鞋垫看起来像平坦的树胶状的垫子，可以为足底提供良好的缓冲，吸收地面

对足底的震荡冲击力，可作为足底脂肪丢失的替代物。

（2）穿了一天高跟鞋，回到家后就赶快寻求解脱——甩开高跟鞋，光脚在家来回走动一番，这是消除腿部与足部疲劳最简单的好方法。

（3）舒展双足后，打盆温水，浸泡一下双脚，至少5分钟以上，可以帮助筋腱舒展。如果条件允许，可以加入浴盐，浴盐泡脚不但能软化整个脚步的死皮，还可促进血液循环。

每天动一动

中医认为，赤足行走可以充分按摩足部的穴位，起到活血化瘀的作用。西医指出，赤足行走有助于强健神经系统和增强抵抗力，不仅锻炼肌肉和关节，更刺激血液循环，提高人体的免疫力。可见，充分按摩脚底对养生是非常有益的。相应地，按摩脚底也可以治疗和防治鸡眼。如果没有机会赤足行走，可以自制一个黄豆按摩器，同样也可以起到赤足行走，按摩脚底的效果。

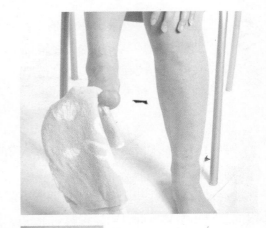

1 泡完脚后，可用脚趾练习夹拿一些物件，如毛巾等，双脚交替练习5～10分钟，可促进血液循环。

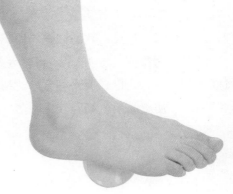

2 选择一只网球或高尔夫球放入完好的袜子中制成按摩球，每次按摩时，可将按摩球放在清洁的地面上，足底与按摩球紧贴，前后滑动，两脚交替轮换进行。

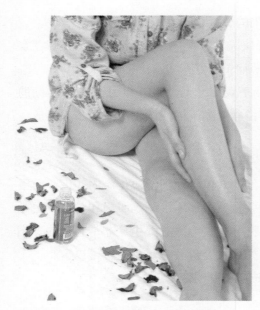

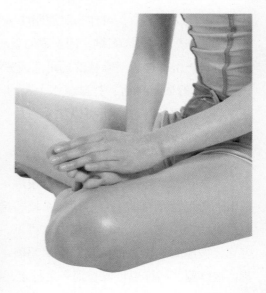

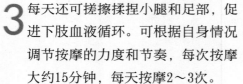

3 每天还可搓擦揉捏小腿和足部，促进下肢血液循环。可根据自身情况调节按摩的力度和节奏，每次按摩大约15分钟，每天按摩2～3次。

4 每日用手指尖部或手指肚抚摸鸡眼处，动作轻柔，不可用力，时间长短不限，每日多次。

以上的治疗手段，坚持一段时间，鸡眼就可慢慢消除。

家用小偏方

通过食物治疗鸡眼虽然在短期内不能取得明显的效果，但是可以明显改善鸡眼的症状，尤其是可以明显缓解鸡眼的疼痛。

（1）芋艿1个。芋艿洗净切片。取生芋艿片摩擦患处，每日3次，每次10分钟。主治鸡眼，赘疣。软结蚀疣，使鸡眼、赘疣软化脱落。

（2）荸荠1枚，葱头1个。将荸荠葱头洗净，沥干水，共放乳钵中捣烂成糊；将糊敷在鸡眼处，以橡皮膏固定好，每晚睡前洗脚后换药1次，外敷。主治鸡眼。软结蚀疣，使皮肤角化细胞软化脱落。

养生贴士

选购高跟鞋应该注意的六项原则

（1）鞋跟最低不低过2公分，最高勿超过5公分，5公分半以上的不太适于走远路。

（2）不要选鞋尖儿太重的鞋子，如果皮革的重量完全放在前半，就会增加脚趾的负荷与压力了。

（3）在鞋底中央凹进去的地方，皮革应该特别柔软，呈现微凹状，否则就会产生一种反压力，使脚下觉得空空洞洞的，减少了支撑的力量。

（4）在鞋子最宽的地方，应该保留两分宽的鞋唇，鞋头也如此，如果没有这种鞋唇，整个鞋线就包不牢，稍微走一段时候，它就会裂开。

（5）鞋头是整个鞋子的最重要的部分，好的鞋子，鞋头部分的皮革特别柔软，且弹力特别强，当脚走动时，脚趾先轻按地面，然后再提起来，在这一拉一提之际，由于鞋头的弹力好，就会显得格外轻松。

（6）鞋面的皮革不但要柔软，还要注意是否包脚，它的弧形与你的足背弧形必须相同，不能光看号码大小。

膝盖痛

症状表现

（1）膝盖疼痛、僵硬、怕冷。

（2）疼痛常伴随着日常生活中的姿势发生改变，如下蹲时、转身时、久坐后站起时、上下楼梯时疼痛较为明显，其他时候疼痛不明显。

（3）静止后关节僵硬酸痛，活动片刻后，僵硬和疼痛减轻，但活动剧烈时又会感到腿部不适，并有弹响和粗糙的摩擦感、摩擦音。

（4）严重者即使在平地上走路也感到疼痛，晚上睡觉时把腿放到哪里都感到不舒服，熟睡后有时还被痛醒，膝关节有红肿和波动感。

症状解释

这是膝关节炎的典型症状。喜欢穿高跟鞋的女性，因为膝关节压力过重，长期下来，会导致退化性膝关节炎。调查显示，细高跟鞋让膝关节承受的压力增加26%，而粗跟高跟鞋则增加22%左右。这种压力将使膝盖软骨磨损，长期下去，无论是细跟或是粗跟的高跟鞋，都会造成女性膝盖骨及股骨（大腿骨和骨盆交接的部位）压力变大，增加关节面磨损，使退化性膝关节炎提早报到。另外，高跟鞋还可能引起脚踝扭伤，及脚趾发炎的危险。

好习惯，坏习惯

临床上发现很多女性，尤其是年轻的经常穿着高跟鞋出现在公众场合的上班一族，有退化性关节炎的毛病，多半都与长期穿高跟鞋有关。退化性关节炎引起的疼痛会严重影响生活质量，若想要避免疼痛的发生，就应该从日常的生活细节中保护自己。

（1）穿高跟鞋时，应避免做蹲、跪或爬楼梯的动作。因为穿着高跟鞋爬楼梯，膝关节负荷压力是体重的3倍；穿着高跟鞋下楼梯时，更可增加7～9倍。

（2）尽量避免身体肥胖，防止加重膝关节负担，一旦身体超重，就要积极减肥，控制体重。

（3）注意走路和劳动的姿势，不要扭着身体走路和干活。避免长时间的下蹲，因为下蹲时膝关节的负重是自身体重的3～6倍。

（4）长时间走路时，不要穿高跟鞋，要穿厚底而有弹性的软底鞋，以减少膝关节所受的冲击力，避免膝关节发生磨损。

（5）骑自行车时，要调好车座的高度，以坐在车座上两脚蹬在脚蹬上、两腿能伸直或稍微弯曲为宜，车座过高、过低或骑车上坡时用力蹬车，对膝关节都有不良的影响，应加以克服。

（6）膝关节遇到寒冷，血管收缩，血液循环变差，往往使疼痛加重，故在天气寒冷时应注意保暖，必要时戴上护膝，防止膝关节受凉。

（7）有膝关节骨性关节炎的人，尽量少上下楼梯、少登山、少久站、少提重物，避免膝关节的负荷过大而加重病情。

每天动一动

按摩可减轻膝关节炎引发的疼痛症状，方法如下：

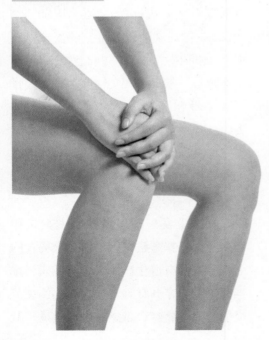

1 掌揉髌骨法：平坐于床上或坐于方凳上，用一手掌面紧贴髌骨（膝盖骨）上方，做向左转或向右转单方向环形摩擦，力度可由小渐大。时间2～3分钟。

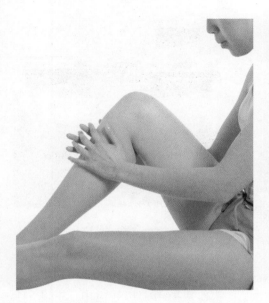
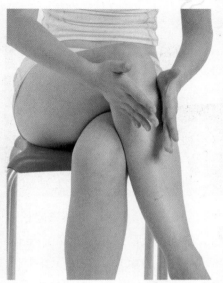

2 抱膝搓揉法：坐位、两掌心分别置于膝关节内外侧抱住、做快速搓揉动作10～20次。

3 外侧法：坐位，先将两手搓热后，用两手掌根分别置于膝关节内外侧做上下来回摩擦10余次，局部发热为止。

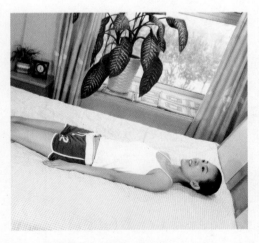
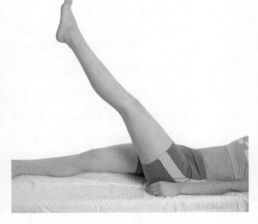

4 仰卧抬腿运动：①仰卧，伸直双腿。②患侧的腿慢慢抬高至60°角左右，保持5秒，然后缓慢地放下至30°角左右，保持5～10秒。然后慢慢将腿落到床上放松。再抬起时，不要超过30°角。反复重复此动作10～15次，每天早晚各一遍。

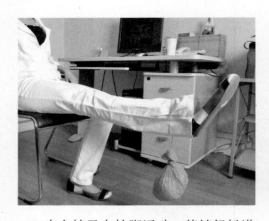 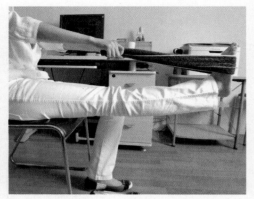

5 坐在椅子上抬脚运动：能够轻松进行这项运动后，可在脚踝上套上1千克左右的重物。在脚上附挂重物，加上抗力来进行，肌肉更会显著发达。　将脚慢慢伸直到水平，静止5秒后，慢慢放下脚。能够轻松进行这项运动20次左右后，每次再增加0.5千克的重物。女性以增加到3千克、男性4千克为适当。在此情形下，可减少次数。

6 毛巾健身操：坐在椅子上，双手握住毛巾的两端，足部用力，慢慢蹬住套在脚上的毛巾，尽量伸直腿，双手用力拉住毛巾，静止5秒后，放松力量。这项运动反复进行20～30次。

　　另外，对于已经患有膝关节炎的年轻女性，应注意加强运动锻炼，如散步、太极拳、游泳以及轻松的舞蹈运动等，这些运动锻炼都能提高人体的下肢功能，增强心肺机能，促进体内脂肪的消耗，对治疗骨关节炎有重要意义。但锻炼时应注意，有些运动是不适合膝关节炎患者进行的，如不应该过度地用双手碾磨膝关节，不应该长距离的跑步，不应该长时间地做下蹲、站起运动。这些动作会加重膝关节表面软骨的磨损，使病情加重。

食疗解疼痛

　　相关健康专家认为，改变饮食结构可改善膝关节炎的症状甚至影响疾病的进程。也就是说，患有膝关节炎的上班一族也可以试着通过饮食来调治自己的炎症，例如要注意均衡饮食，保证营养全面和合理，多进食高蛋白、高维生素和易消化的食物。再具体一点来讲，在饮食方面，应多吃含蛋白质、钙质、胶原蛋白、异黄酮的食物，如牛奶、奶制品、大豆、猪蹄、羊腿等食物。这些既能补充蛋白质、钙质，防止骨质疏松，又能促进软骨及关节的润滑液的生长，还能补充雌激素，使骨骼、关节更好地进行钙质代谢，减轻关节炎的症状。下面是个非常有效的缓解膝关节炎疼痛的小秘方：

冬瓜薏苡仁汤

准备材料：冬瓜500克、薏苡仁50克。

制作方法：冬瓜连皮切片，加适量水共煮，小火煮至冬瓜烂熟为度，食时酌加食盐调味。

食用方法：每日1剂，随意食之。

食疗功效：健脾，清热利湿。主治膝关节炎，湿热而湿邪偏盛者。

养生贴士

避免穿高跟鞋受伤必须知道的注意事项

（1）试鞋前，先把鞋子放在方便检视的柜台桌面或平滑的硬椅子上，先看两只鞋的鞋底和鞋跟是否平稳地贴于地面，再看清楚整条鞋跟是否有歪斜偏颇，一双好鞋一定要有很直很稳的鞋跟，才能保证主人不受伤害。

（2）遇到商场大促销、柜台前人满为患时，千万别因为贪图价钱优惠而忽略了健康指标。试鞋时一定要保证左右脚都试过才行。因为即使是同一个人，左右脚也会有偏差。

（3）穿新鞋要有一定的磨合期，最好在家先穿一段时间，让双脚适应一下，然后再外出穿。

（4）用硅胶半码垫、后跟帖来保护双足。半码垫垫在鞋内，能减轻走路时的压力，前脚掌疼痛感会大大减轻。后跟帖贴在鞋内脚跟处，能保护好脚后跟的柔嫩肌肤。

（5）穿高跟鞋时，脚趾甲不宜剪得太短，否则容易使得指甲倒长至肉里，形成嵌甲，引起甲沟炎。

（6）穿高跟鞋走路一定要稳、慢。尽量不要在不平整的马路上疾走快跑，更不能上山爬坡。

（7）多备几双高跟鞋轮换穿，不要总穿相同高度的高跟鞋，以免脚部同一处经常受到挤压。

痛源：胸罩穿戴不正确

胸罩是女性的"闺蜜"，它能使女人的曲线更加丰满，体态更加动人。各种性感、漂亮的胸罩是每一个年轻女性的爱物。但爱美的女性可能还不知道，这种外表看起来性感、漂亮的胸罩不能随意穿戴。由于穿戴不当，可能会引起腰酸、背痛，还有可能使你患上颈椎病、乳腺增生以及"胸罩综合征"等。

乳房痛

症状表现

（1）单侧或双侧乳房胀痛或触痛。病程为2个月至数年不等，大多数患者具有周期性疼痛的特点，月经前期发生或加重，月经后减轻或消失。

（2）乳房肿块。肿块常为多发性，可见于一侧，也可见于双侧，可局限于乳房的一部分，也可分散于整个乳房。

（3）肿块大小、质地亦常随月经呈周期性变化，月经前期肿块增大，质地较硬，月经后肿块缩小，质韧而不硬。

（4）肿块呈结节状，大小不一，与周围组织界限不清，多有触痛，与皮肤和深部组织无粘连，可被推动，腋窝淋巴结不肿大。

（5）部分人腋窝，肩背部偶有酸胀感，但腋窝淋巴结无肿大。

（6）偶尔会伴有乳头溢液，溢液可为黄色、黄绿色、棕色，或血性，或为无色浆液性。

（7）有人可能会伴有痛经症状。

症状解释

以上症状是乳腺增生的典型症状。乳房上分布着丰富的血管、淋巴管及神经，起着营养乳腺和辅助乳腺新陈代谢的作用。如果胸罩过小尤其是下围的钢圈很硬很紧的话，就会影响血液循环和供给，造成乳房缺血、痉挛，引起乳腺增生。而胸罩过大时，乳房在里面可以上下活动，这样也会导致乳腺增生。此外，研究显示，不合适的胸罩还会导致乳头内凹、乳腺堵塞及乳房疼痛等症状的发生。

好习惯，坏习惯

近年来，乳腺增生的发病率上升很快。一旦患有乳腺增生症，除了疼痛、肿块外，患者在情绪上必有烦躁、易怒、恐惧等表现，生理上病理上都会有所改变，如性欲淡漠、月经紊乱、体力下降、失眠等。若久治未果，就有转为乳腺癌的危险。日常生活中一定要预防乳腺增生的发病。

（1）胸罩与乳房关系紧密。因此，选择适合自己并且舒适的胸罩是胸部健康的前提。

（2）保持愉悦的心情。心情好了，卵巢的正常排卵就不会被坏情绪阻挠，孕激素分泌就不会减少，乳腺就不会因受到雌激素的单方面刺激而出现增生，已增生的乳腺也会在孕激素的照料下逐渐复原。

（3）生活要有规律、劳逸结合，可调节内分泌失调，保持大便通畅，减轻乳腺胀痛。

（4）睡觉要规律。睡眠不仅有利于平衡内分泌，更给体内各种激素提供了均衡发挥健康功效的良好环境。

（5）和谐性生活。和谐的性生活首先能调节内分泌，刺激孕激素分泌，增加对乳腺的保护力度和修复力度。性高潮刺激还能加速血液循环，避免乳房因气血运行不畅而出现增生。

（6）正常的妊娠、哺乳。妊娠、哺乳是减少乳腺增生的好方法，尽量避免人流，孕激素分泌充足，能有效保护、修复乳腺。

（7）产妇要多喂奶，哺乳能使乳腺充分发育，并在断奶后良好退化，不易出现增生。

（8）调理月经。临床发现月经周期紊乱的女性比其他人更易乳腺增生，通过调理内分泌调理月经，同时也能预防和治疗乳腺增生。

每天动一动

对于乳腺增生引起的乳房疼痛，通过合理的按摩可以缓解。乳房按摩可以使乳房组织受到刺激而加速微循环，这对乳腺增生有一定的治疗作用。

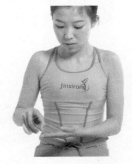

1 倒少量按摩油在手上，或者直接滴在胸部上，然后均匀地涂抹在胸部。

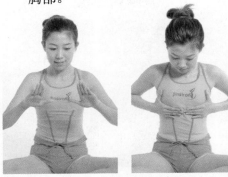

2 以大拇指一边，另外四指合拢为一边，虎口张开，从两边胸部的外侧往中央推，以防胸部外扩，每边30下。

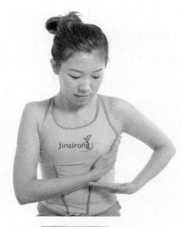

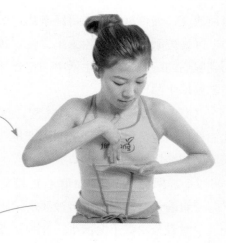

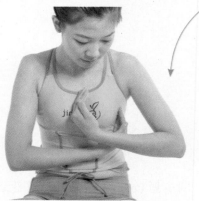

3 保持同样的手形，从左胸开始。右手从外侧将左乳向中央推，推到中央后同时用左手从左乳下方将左乳往上推，要一直推到锁骨处。就是说两只手交错着推左乳。重复30次以后，再换右乳。

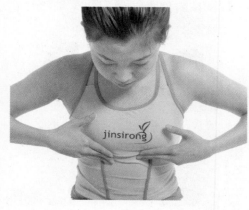

4 手成罩子状，五指稍分开，能罩住乳房的样子。要稍稍弯腰，双手罩住乳房后从底部往乳头方向作提拉动作，重复20次。

5 双手绕着乳房作圆周形按摩，按摩到所有的精油都吸收完为止。

食疗解疼痛

防治乳腺增生的食谱

乳汁草豆腐汤

准备材料：乳汁草15～30克，豆腐2～3块。

制作方法：取乳汁草煎水，去渣后放入豆腐，可用糖或盐调味。

食用方法：饮汤食豆腐。

食疗功效：乳汁草清热解毒，豆腐可清热、散血、润燥、生津。可治疗炎性乳腺增生患者，有消炎止痒作用，也适用于急性化脓性乳腺炎。

养生贴士

胸部保健小技巧

（1）选购和佩戴胸罩时，一定要以合体、舒适。以感觉到紧裹住乳房，但不感到压迫，也不觉得松弛为原则。

（2）应根据自己的身材，选择大小适合的胸罩。胸罩顶端要够大但不致压迫乳头，胸罩背带应当可调节长短，胸罩的底端应当有松紧，既能起到上托作用，也不会妨碍呼吸。

（3）胸罩的材料应选择细软的布料，不宜加硬衬，以免擦伤乳头。

（4）吊带要有一定宽度，穿戴时不宜过紧。平时也可以窄带和宽带交替使用，穿戴时不宜过紧，尤其是正处于生长发育阶段的青少年更应注意。

（5）年轻女性佩戴较细背带式的胸罩，会显得窈窕健康，但应经常更换吊带佩戴的位置。

（6）最好不要佩戴过紧或有挤压隆胸效果的胸罩，会影响乳房的新陈代谢和淋巴回流，导致乳腺增生。

（7）怀孕后的少妇，则宜戴宽背带松紧自如的胸罩，这样有利于孕妇乳腺发育和做好产后泌乳的准备。

（8）分娩后一个月内的初产妇，宜戴背心式胸罩，以便于哺乳；

（9）孩子满月后，则应改为宽背带式的胸罩，这样既能支托乳房，又方便继续给孩子喂奶。

胸背酸痛

症状表现

（1）肩胸背不适，胸闷、头晕、酸痛、上肢麻木、头部转动时有针刺感。

（2）伴有恶心、头晕、胸闷，检查肩背部肌肉时可有压痛感，肩、背局部肌肉，如背阔肌、肩胛提肌、胸锁乳突肌呈不同程度的老化。

（3）拍X片甚至可以发现颈椎有轻度骨质增生。

症状解释

以上症状是"胸罩综合征"的典型表现。"胸罩综合征"是由于长期使用窄带式的胸罩，以及胸罩尺寸偏小穿戴过紧而引起的。这样的胸罩使皮肤好像戴上了一道细铁丝，当人体连续活动时，上肢肩部肌肉不断运动，而胸罩则在很小范围的肌肤内频繁地摩擦，时间长了，就可使这些肌肉过度疲劳，血液循环障碍而发生老化。此外，有人为了漂亮还会买过紧的文胸，而过紧的胸罩带子限制了呼吸肌的运动，胸廓收缩舒张不畅，从而影响呼吸功能，致使两肺换气不足，产生胸闷、气促等症状。对于长期坐班的女性来讲，如果戴的胸罩尺寸不合适自，对身体的危害更大。因为，长期坐班的女性本来活动量就很小，如果胸罩过小或者过大，都会给自己的胸部和背部带来不同程度的伤害。

好习惯，坏习惯

"胸罩综合征"带给人的不适症状，不严重时可以靠做局部热敷和按摩来缓解。若症状加重或增多，则需要去医院诊治，给工作和生活带来诸多影响。因此，女性还是应该在日常佩戴胸罩时就注意保护自己。

（1）根据自己胸围的具体尺寸，选择大小适中的胸罩。以既可以托住并保护乳房，又不致使乳腺血流受阻为最佳。

（2）最好选择吊带较宽的胸罩。平时也可以窄带和宽带交替使用，穿戴时不宜过紧。

（3）胸罩的材料应选择细软的布料，不宜加硬衬，以免擦伤乳头。

（4）要经常活动上肢，经常更换吊带佩戴的位置。

（5）睡觉时应解去胸罩，使胸部得到放松。

每天动一动

"胸罩综合征"可以通过按摩来预防和治疗。通过按摩的适宜刺激，可以使血管扩张，减少血液流动的阻力，加快静脉血液的回流，对乳房进行充分的按摩，可使瘀积的体液再回到淋巴系统，对防治乳房不适症有极大的好处。

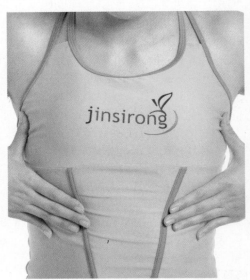

1 推抚法：取坐位或侧卧位，充分暴露胸部。先在乳房上撒些滑石粉或涂上少许液状石蜡，然后双手全掌由乳房四周沿乳腺管轻轻向乳头方向推抚50～100次。

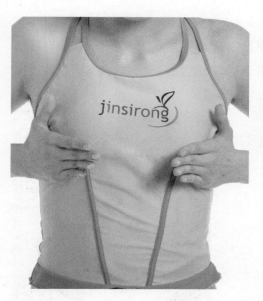

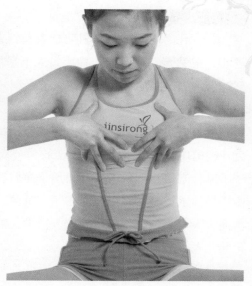

2 揉压法：以手掌上的小鱼际或大鱼际着力于患部，在红肿胀痛处施以轻揉手法，有硬块的地方反复揉压数次，直至肿块柔软为止。

3 揉、捏、拿法：以双手五指着力，然后，再施以揉捏手法，一抓一松，反复施术10～15次。然后，再用双手轻轻，揪动同侧乳头10～15次，以扩张乳头部的输乳管。

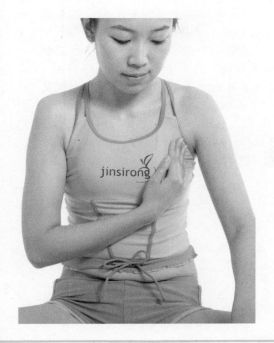

4 振荡法：以右手小鱼际部着力，从乳房肿结处，沿乳根向乳头方向作高速振荡推赶，反复3～5遍。局部出现有微热感时，效果为佳。

食疗解疼痛

女性乳房的健美，与日常饮食有很密切的关系，这一点已为现代医学研究所证实。虽然胸部综合征的食疗效果不是很明显，但是通过合理的饮食可以改善胸部综合征的很多症状。下面给大家介绍一个小食谱

当归鲤鱼汤

准备材料：当归15克、白芷15克、黄芪15克、枸杞10克、大枣5枚，鲤鱼1条。

制作方法：鲤鱼去肠杂清理干净后放入锅中，加清水适量，将当归、白芷、黄芪、枸杞洗净，大枣去核，诸药全部放入锅中，煮至鲤鱼熟，入盐、味精调味。

食用方法：饮汤吃鱼肉。

食疗功效：调养气血，丰满乳房，可用于促进乳房健美。

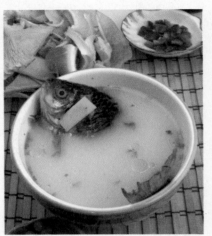

养生贴士

如何选择胸罩

人的体形是不断变化的，每次选购胸罩时，要重新测量尺码。尽量不要在经期选购内衣，因为这时乳房比平时肿胀，容易造成误差。

（1）胸罩的尺寸。胸罩的尺寸一般是由一个数字和一个英文字母组合而成，例如75A或80B。其中数字代表胸围尺码，英文字母代表杯形尺码。

（2）胸围尺码。将软尺围在乳房的下缘也就是下胸围，所得尺寸就是胸围尺码。如尺寸在两个尺码之间则四舍五入。

（3）杯形尺码。将软尺放在乳房最高点（上胸围），然后将所得尺寸与下胸围相减，就是合适你的杯形。参考数据：A杯形尺码的上下胸围相减值为10厘米；B形为12.5厘米；C形为15厘米；D形为17.5厘米；E形为20厘米。

痛源：寒冬腊月穿裙装

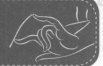

时尚女性为了使自己保持女性的魅力和线条美，常常着装偏少，裤子又瘦又紧。有的甚至是长靴配短裙，时尚、飘逸且性感，即使在寒冷的冬天，走在大街上，这种装扮的时尚女士也比比皆是。但是这样的着装对身体的危害是非常大的，轻则引起冻伤，重则会引起关节炎、妇科疾病、结节性红斑以及寒冷性脂膜炎等严重病症。所以，千万不要忘记医生的叮嘱：爱美也要爱惜身体。

小腿抽痛

症状表现

（1）腿上有红色斑点出现，多出现在小腿上，尤其多见于小腿的侧面。

（2）先有发热、抽痛、关节酸痛及全身不适，继之成批出现数量较多的鲜红色结节，圆形或椭圆形，直径约2～5厘米，稍高出皮肤，皮肤表面光滑，有时发亮，有疼痛及压痛。

（3）结节多少不一，病情发展可累及四肢、臀部等处，大都在3～6周左右结节由硬变软，颜色由鲜红转为蓝红色，青黑色，最后带褐色色素沉着，不破溃而消失。

症状解释

以上是结节性红斑的典型症状。冬季气温较低，暴露双腿易遭受寒冷空气侵袭，会引发多种症状，结节性红斑就是其中的一种。冬季穿靴子和裙装，虽然腿部都能被盖住，但寒气依然会渗透进来。人体受寒冷空气的刺激后，会引起下肢血管收缩，造成表皮血流不畅，诱发结节性红斑。尤其是皮下脂肪偏少的人，此时脂肪细胞也会发生变性，大腿部位的皮下脂肪组织容易出现杏核大小硬块，硬块的表皮呈紫红色，手感较硬，有痛痒的感觉，严重时还会出现皮肤溃烂等寒冷性脂肪组织炎的症状。

好习惯，坏习惯

结节性红斑是由于真皮脉管炎和脂膜炎引起的结节性皮肤病。年轻女性是发病的主要人群，冬季最容易发病。因此，女性冬季即使贪靓也要爱惜身体，从衣着、饮食各方面预防疾病的发生。

（1）预防结节性红斑就应注意抵御外界风、湿、寒、热、邪气的侵袭。

（2）平时多参加各项体育活动，以增强体质和提高耐寒能力。

（3）坚持穿裙装的女性，也应穿较厚重的毛呢或粗呢做成的裙子，长度以到小腿肚甚至脚踝为宜，不能只穿保暖功能相对差的连裤袜。

（4）为防止膝关节受寒，还可戴上护膝，不要在早晚气温较低时在室外长时间行走。

（5）已经受寒患病者，平时不要接触冷水。

（6）不要抽烟饮酒。少吃辛热燥火的姜、辣椒、葱、羊肉、狗肉之类的食物。

（7）少食生冷瓜果及虾、蟹、竹笋和油腻食物，宜多吃富含维生素C的蔬菜水果。

（8）患病者应适当休息，抬高肢体以减轻局部水肿。

每天动一动

现代医学认为，结节性红斑可能是由于多种因素激发机体自身免疫系统，而发生的一种皮肤免疫反应。坐班族长期坐姿，缺乏运动，再遭受寒风，会使得整个下半身血液循环不畅，从而诱发结节性红斑。而按摩可以使得血液循环顺畅，顺着腿部的淋巴管作拍打、按摩，可使腿部的淋巴液和血液循环更为畅通，全身的血液循环也会因此更好，预防结节性红斑的发生。

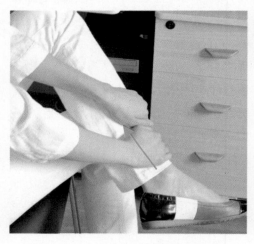

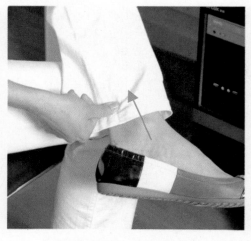

1 将双手的手掌全部贴在跟腱周围，双手交替动作向上抚摩直到膝盖，共做10次。

2 以大拇指指腹，从脚踝由下往上轻轻按压。

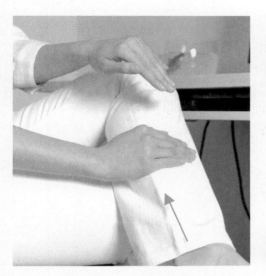

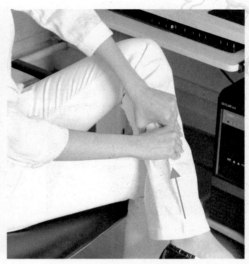

3 从下向上拍打。五指紧扣呈中空状态，沿着从脚踝到膝盖的方向用双手有节奏地拍打。右腿结束后，左腿也用同样的方式进行。

4 双手从脚踝往膝盖由下往上，轻捏按摩；然后，双手的手掌紧贴包住腿肚肌肉，往反方向扭转。

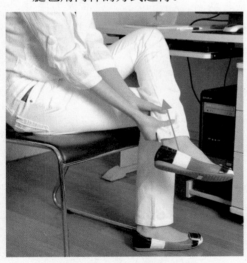

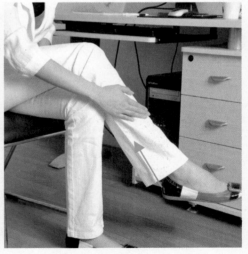

5 由小腿外侧往内侧轻抚按摩，同样的动作再由内往外按摩，一直持续到腿肚全部变热为止。

6 仰卧在床上或垫子上，也可以坐在椅子上，弯曲一条腿膝盖，将另一条腿的腿肚放在膝盖上，先以挤压的方式刺激小腿肚，再用同侧手掌从脚踝处拍打至膝盖处。

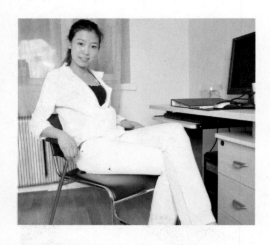

7 坐在椅子上，将一条腿的腿肚放在另一条腿的膝盖上，前后活动上面那条腿，刺激小腿肌肉及经络。

食疗解疼痛

枸杞炖鲜藕

准备材料：枸杞子20克，鲜藕500克，料酒10克，盐3克，味精2克，姜5克，葱10克，芝麻油15克。

制作方法：将枸杞子洗净，去杂质；鲜藕洗净，切2厘米厚的圆片；姜切片，葱切段。将枸杞子、藕、料酒、姜、葱同放炖锅内，加水适量，置武火上烧沸，再用文火炖煮35分钟，加入盐、味精、芝麻油即成。

食用方法：每日1次，每次吃藕50克，喝汤。佐餐食用。

食疗功效：补肝肾，健脾胃，养血生肌，减肥。可适用于结节性红斑的调养。

养生贴士

适合女性的冬季运动

（1）瑜伽。它是一种建立在身体、呼吸和心灵结合基础上的身心锻炼。它主要通过体位法练习，再配合有意识的呼吸法，使精神归于安宁。瑜伽能够锻炼内脏、腺体和神经系统，使肌肉、关节、脊柱和整个骨骼系统更为有力、协调，使全身充满活力。此外，瑜伽雕塑体型和减肥的效果尤其显著。

（2）太极拳。太极拳讲究松静自然，对于解除精神紧张，提高精神对环境的适应能力具有特殊的功效。太极拳讲究保持舒畅的腹式深呼吸，能促进内脏的蠕动，提高内脏的功能。

（3）有氧操。在办公室工作的人，容易出现不同程度的肩背肌肉酸痛等症状。有氧操的优点在于能锻炼心、肺，使心血管系统更有效、快速地把氧传输到身体的每个部位。

关节痛

症状表现

（1）腕、掌、指、趾关节疼痛，其疼痛的性质为多个关节、对称性、持续性疼痛。

（2）骨关节痛主要表现为膝关节单侧或双侧疼痛，休息后减轻。

（3）痛风主要表现为第一跖趾关节单侧、剧烈疼痛，多在夜间睡眠中发病，患者常常痛醒。

（4）风湿病酸胀、疼痛有随天气季节变化之特点。

（5）晨起或休息较长时间后，常感到关节、肢体、腰部等受累部位有僵硬感及疼痛感等。

（6）关节呈胶黏样僵硬感，活动后方能缓解或消失。

（7）严重者有关节肿胀的症状。

症状解释

以上是关节炎的主要症状。关节炎是以关节痛为主要症状的关节病变。关节炎是一种常见的慢性疾病，最常见的是骨关节炎和类风湿关节炎两种，我国目前关节炎患者估计有1亿以上，且人数还在不断增加。另据统计，我国50岁以上人群中半数患骨关节炎；65岁以上人群中90%的女性和80%的男性患骨关节炎。类风湿关节炎在我国的患病率为0.34%～0.36%，据介绍，类风湿关节炎病情严重者寿命约缩短10～15年。关节炎并非老年性疾病，它可影响所有年龄的人，包括儿童在内。对于年轻的上班一族来讲，如果冬季不注意保暖，要风度不要温度，很容易因为冻伤而患上关节炎，导致关节酸痛肿胀。

好习惯，坏习惯

（1）居住的房屋应通风、向阳，保持空气新鲜；被褥要干燥，轻暖；床铺要平整。切勿在风口处睡卧。

（2）洗漱宜用温水，晚间洗脚，热水应能没及踝关节以上，时间在15分钟左右，以促使下肢血流通畅。

（3）出汗较多者，须用干毛巾及时擦干，衣服汗湿后应及时更换，避免伤风。

（4）注意气候变化，天气剧变寒冷时，及时添加衣服。注意保暖，预防感冒。

（5）保持良好的精神状态，正确对待疾病，切不可急躁焦虑，也不可满不在乎，更不能情绪低落。要善于自制，努力学习，积极工作，心胸宽广，愉快生活。

（6）坚持锻炼身体，以增强体质，提高抗病能力。

（7）注意天气变化，适时添减衣物。切不可大冬天穿短裙。

（8）长期在空调房内工作，须准备一件可盖在膝、肩等关节部位的厚一点的衣物。

（9）任何时候都不要直接对着空调吹。

每天动一动

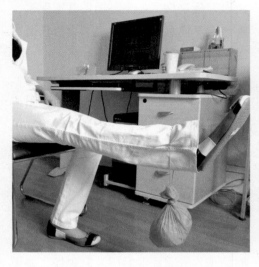

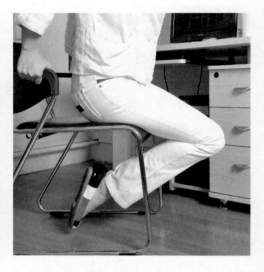

1 抗阻操练法：在踝部裹上数斤沙袋，增加操练的力度，再按上法进行操练。每隔2小时可起来活动5分钟。

2 膝关节操练法：取坐位，渐渐把小腿抬起离地伸直，维持片刻，再徐徐屈膝到最大限度，维持片刻，然后伸膝，如此反复操练。每隔2小时可起来活动5分钟。

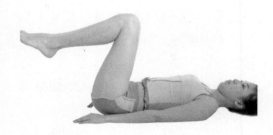

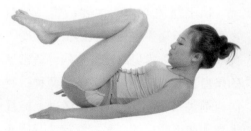

3 腰部关节操练法：取卧位，屈膝后把大腿抬起，尽力使大腿靠近胸部，让髋关节屈到最大程度。保持5～10秒后放下，反复练习15～20次。每隔2小时可起来活动5分钟。

4 让头、颈、胸抬起尽力让膝盖与头部接触，做到自己最大限度即可。然后再躺平，反复10～15次。每隔2小时可起来活动5分钟。

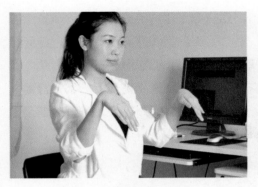

5 腕关节：手掌前后活动或作顺时针、逆时针旋转。每隔2小时可起来活动5分钟。

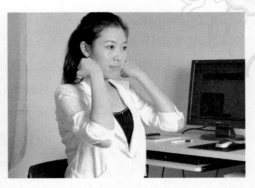

6 曲肘后再伸展：双手握拳，然后屈肘，再伸直，如此反复。每隔2小时可起来活动5分钟。

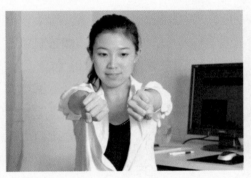

7 肘关节：内、外翻转前臂。每隔2小时可起来活动5分钟。

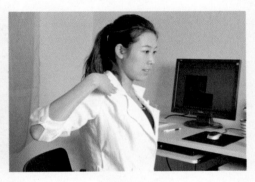

8 肩关节：以肩关节为中心作圆周运动。每隔2小时可起来活动5分钟。

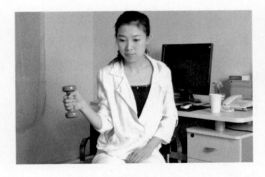

9 肩关节：手持不太沉的重锤，并使身体前倾，摇动重锤作圆周运动。每隔2小时可起来活动5分钟。

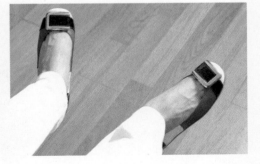

10 踝关节：内外翻转运动，次数不限，每次时间为5～20分钟。每隔2小时可起来活动5分钟。

关节炎的推拿疗法

病变在四肢者

穴位：以病变关节为治疗重点。常取八邪、阳溪、阳池、阳谷、内关、外关、后溪、小海、天井、曲池、曲泽、肩贞、天宗、八风、商丘、解溪、丘墟、照海、昆仑、太溪、申脉、飞扬、承山、悬钟、阴陵泉、阳陵泉、膝眼、鹤顶、血海、梁丘、秩边

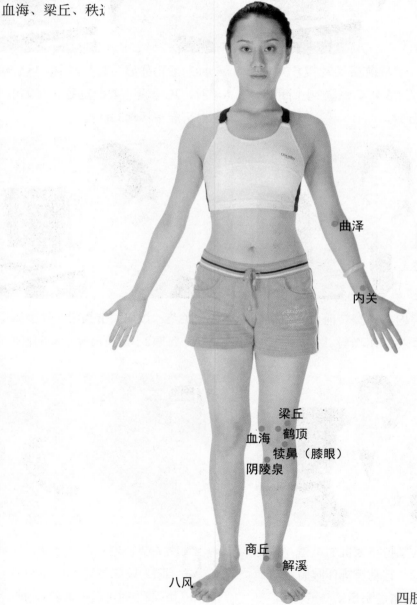

曲泽

内关

梁丘
血海　鹤顶
　　　犊鼻（膝眼）
阴陵泉

商丘
　　解溪
八风

四肢正面穴位图

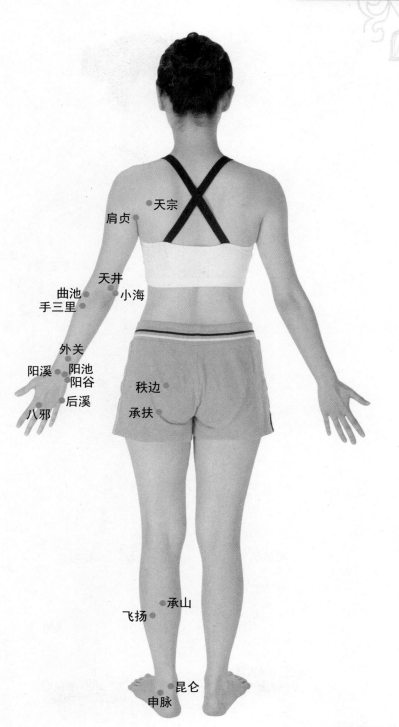

天宗
肩贞
天井
曲池 小海
手三里
外关
阳溪 阳池
阳谷
后溪
八邪
秩边
承扶

承山
飞扬
昆仑
申脉

四肢背面穴位图

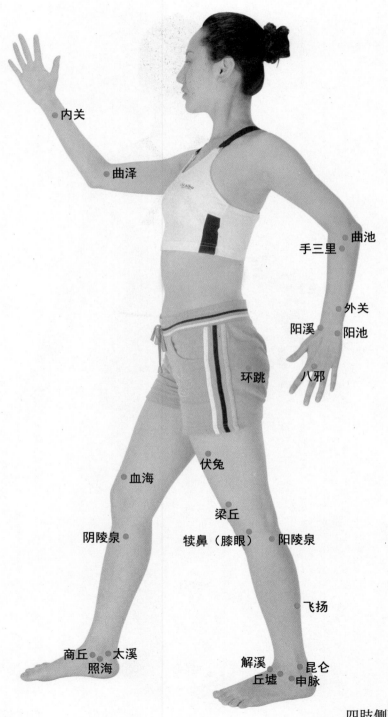

内关

曲泽

曲池

手三里

外关

阳溪　阳池

环跳　八邪

伏兔

血海

梁丘

阴陵泉　　犊鼻（膝眼）　阳陵泉

飞扬

商丘　太溪

照海

解溪　昆仑

丘墟　申脉

四肢侧面穴位图

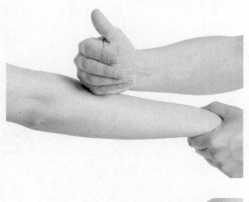

操作手法

1 患者取坐姿，术者按常规用滚法在患肢手臂内、外侧施治。再从肩至腕部，上下往返3～4遍。

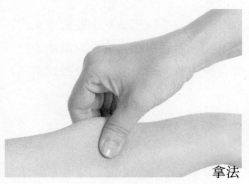

拿法

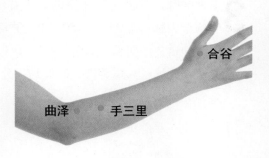

合谷

曲泽　　手三里

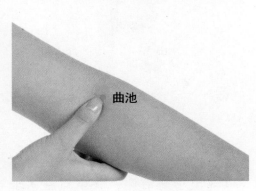

曲池

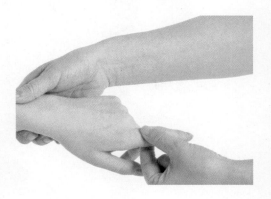

2 接上势，术者循患臂上下循经用拿法，同时重点在肩、肘、腕部配合按、揉曲池、曲泽、手三里、合谷等穴。指间关节作捻法，然后在病变关节按揉局部穴位以痛为宜。最后再用揉法施于患肢，并配合被动活动有关关节而结束上肢治疗。时间约10分钟。

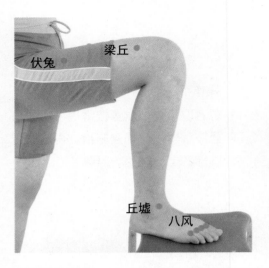
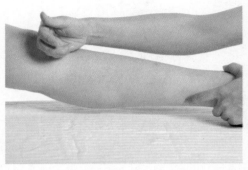

梁丘
伏兔
丘墟
八风

3 患者仰卧，术者一手握住患者踝关节上方，另一手以滚法从小腿前部及内、外侧至大腿外侧施术，同时被拉伸活动下肢。然后在踝关节处以滚法治疗，同时伸展内、外踝活动该关节。再循髋、膝关节、踝关节上下先按揉伏兔、梁丘、丘墟、八风等穴。时间约10分钟。

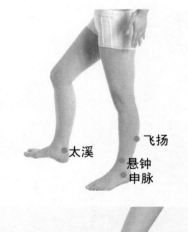

太溪
飞扬
悬钟
申脉

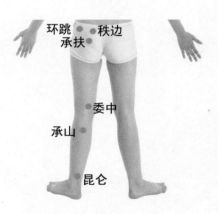

环跳　秩边
承扶
委中
承山
昆仑

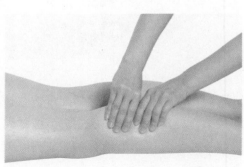

4 患者俯卧，术者以捏揉法施于臀部至小腿后侧，并重点施术于髋、膝关节，然后再按揉环跳、秩边、承扶、承山、委中、飞扬、悬钟、太溪、申脉、昆仑等穴。时间约5分钟。

病变在脊柱者

取穴：以脊柱两旁肌肉为治疗重点。常取肩井、夹脊、大椎、大杼、风门、肺俞、心俞、膈俞、肝俞、脾俞、肾俞、命门、志室、腰阳关穴。

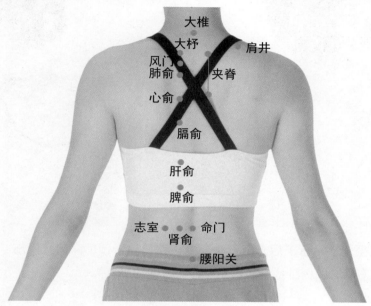

脊柱周围穴位图

操作手法

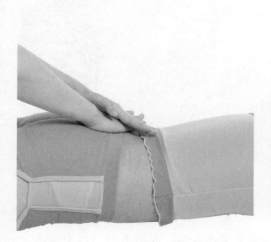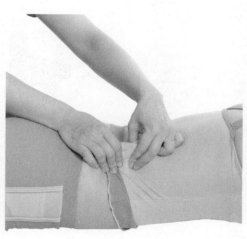

1 患者俯卧，在患者腰背部沿脊柱及其两侧用按揉法或捏法施术，并配合后抬腿活动，时间约5分钟。

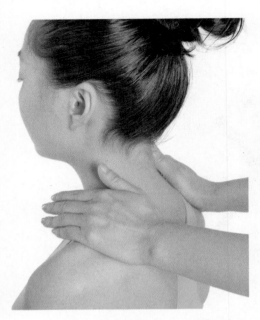
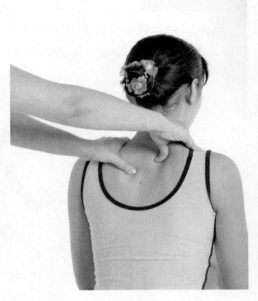

2 患者取坐姿，术者于后方用滚法、拿法交替施于颈项两侧及肩部，同时配合颈部左右旋转及俯卧活动，再拿肩井，时间约2分钟。

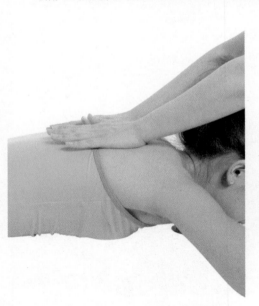
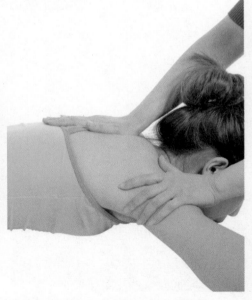

3 接上势，用按揉法从颈至腰臀部循经施于上述穴位，先取夹脊，再取其余穴位，最后平推脊柱以热为度（本过程患者坐姿或俯卧均可），再按肩井结束治疗。时间约10分钟。

食疗解疼痛

缓解关节炎症状的食谱

薏米粥

准备材料：薏米30克、淀粉少许，砂糖、桂花各适量。

制作方法：先煮薏米，米烂熟放入淀粉少许，再加砂糖、桂花。

食疗功效：作早餐用，能清利湿热，健脾除痹，主治关节炎。

木瓜汤

准备材料：木瓜4个，白蜜1千克。

制作方法：木瓜蒸熟去皮，研烂如泥，白蜜1千克炼净。将两物调匀，放入干净瓷器内盛之。

食疗功效：每日晨起用开水冲调1～2匙饮用。通痹止痛，主治关节炎。

养生贴士

预防关节炎

如何预防骨关节炎呢？专家认为，骨关节炎的预防策略分为三级：

（1）早期：要注意合理的饮食。在饮食上，预防骨关节炎应吃含维生素丰富的食物，如青菜、韭菜、菠菜、柿子椒、柑橘、柚子、猕猴桃、酸枣等含维生素C较多，奶类、蛋黄、动物肝脏、海鱼等含维生素D较多，植物油、谷类、坚果、肉类等含维生素E较多，三餐要八分饱，可控制体重，减轻关节负荷。

（2）中期：重点在于尽早发现病情，阻止疾病的进展，以免延误病情。骨关节炎的早期症状是关节局部疼痛，并有活动痛感加重，休息减轻的特点，可伴有腿打软欲跌倒的感觉。

（3）晚期：重点在于减轻患者痛苦。平时加强肌肉的力量，进行股四头肌的锻炼有助于保持膝关节的稳定性，有氧运动可以减缓功能障碍的发生，控制饮食和维生素D加钙疗法也是有效的预防策略。

总而言之，骨关节炎是一种可以预防和治疗的疾病。早期发现、早期治疗在防治关节过早退变中，起着不可估量的作用。中青年的各种关节运动损伤，各种关节畸形，如膝内翻、膝外翻、髌骨外移等，均应尽早到专科医院进行治疗，以免延误病情。

痛源：常年穿塑身内衣

爱美的女人们总是希望能将身材塑造得更美，而又不用节食不用运动，塑身衣恰恰迎合了她们的愿望。于是，当一些女性对节食、服药等减肥法失去信心时，又燃起了穿衣塑身的念头。穿塑身内衣虽然是一条塑身的捷径，但时间长了，却很容易穿出阴道炎、盆腔炎、卵巢受损等一系列的妇科疾病，从而引发一系列的身体疼痛，例如外阴痛、性交痛、小腹痛、尿痛等等。此外，还有一些女性为了让自己更性感，常年穿塑身内衣，一天24个小时基本上有10个小时穿着塑身内衣，这也会给身体来带来危害。

外阴瘙痒肿痛

症状表现

（1）阴道炎是阴道黏膜及黏膜下结缔组织的炎症，是妇科门诊常见的疾病。初期会使白带的性状发生改变，外阴瘙痒灼痛，性交痛。

（2）感染累及尿道时，可有外阴痛、小腹痛、尿痛、尿急等症状。

症状解析

如果没有其他病症的话，那么上面这些症状很可能是长期穿塑身内衣导致的。塑身内衣紧绷绷地"绑"在身上，影响了正常的血液循环和汗液排泄，会导致皮肤和外阴处潮湿，使细菌大量繁殖，引发阴道炎及盆腔炎等妇科病。尤其是长期穿紧身衣的年轻女性，不仅会影响发育，还会诱发乳腺增生或囊肿等疾病。重要的是，长期穿紧身衣可造成女性腹部血液循环障碍及重要器官供氧不足，会导致子宫、卵巢受损伤，从而引起月经不规律、腹部不适、易疲劳等症状；还会影响胃肠消化功能，减少肠道蠕动，容易形成便秘。紧身上衣，更是会明显降低心脏泵血、肺脏呼吸功能，引起呼吸困难、头晕等不适症状。

女性的腹部有许多重要脏器，如子宫、卵巢、肠、胃等，长时间穿塑身衣会使肌肉紧绷，生理功能受到影响。所以，出于健康考虑，女性还是尽量少穿塑身内衣。

好习惯，坏习惯

妇科疾病多数是因为女性忽视个人卫生，或者是不良的穿衣习惯引起的，一旦病痛降临，会给女性患者的工作和生活带来极大的困扰。因此，为了健康美丽，千万不要忘记从细节处保护身体。

（1）不要长时间穿着塑身内衣。如果一天有8个小时"塑身"，就易引起在腹腔缺氧，对身体造成损害。

（2）保持阴部的清洁干燥，保持良好的个人卫生习惯，每天坚持用清水清洗阴部，避免使用碱性肥皂。不要滥用抗生素和化学药物冲洗阴道，以防菌群失调引起炎症。

（3）要选用宽松舒适的全棉内裤，已患阴道炎的人，还应避免穿不透气、紧绷裆部的裤子。在公共场所落座时尽量不穿着超短裙，避免让内裤接触座位。

（4）如阴部散发的异味较重，应使用有治疗阴道炎作用的药物护垫，同时做到勤换。在任何场所都不要与人共用浴巾，浴巾和内裤应勤洗，用手洗后在阳光下晾晒杀菌。

（5）选择塑身内衣要选择一些对皮肤不刺激的织物，因为塑身内衣通常会比较紧、这样容易造成皮肤过敏及皮肤病。

（6）塑身效果成败的关键在于它的裁剪对你是否合适，如不合适的话，反而会起到相反的作用，其危害健康程度也很厉害。

（7）保证塑身内衣质量的同时，一个品牌的内衣也有不同的套型、以适合不同身材不同年龄的不同需要，且随着季节的变化也应有所变化。

（8）阴部瘙痒时，不要用手搔抓，也不要用热水烫，以防发生感染或溃疡。要减少思虑、注意休息、戒除烟酒，忌食辛辣刺激性食物。

（9）内衣裤的清洗要与其他衣服分开，并且用温和的洗衣剂清洗。一些去垢剂或是柔软精可能会引起过敏反应，如果觉得不对劲，最好不要用。

按摩祛病痛

按摩能促进血液循环，使肌肉得到放松，增强阴道免疫力，对防治阴道炎有好处。阴道炎的按摩疗法：

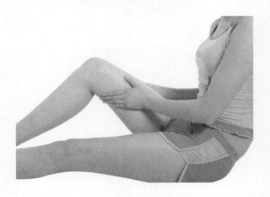

1 先把手掌搓热，然后双手叠放，用手掌心向下推摩小腹部20～30次，再用手掌按摩大腿内侧20～30次，痛点部位多推摩一会，以有热感为宜。

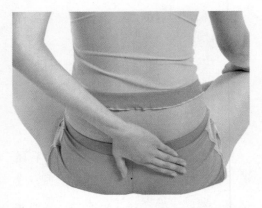

2 用手掌揉腰骶部数次后，改用搓法搓2～3分钟，使热感传至小腹。每日按摩1～2次。

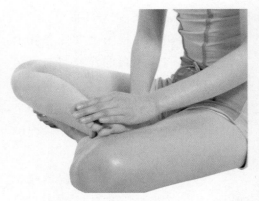

3 用手掌搓擦足底3分钟，每日2～3次。

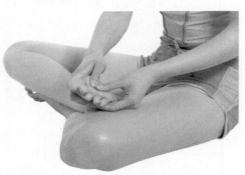

4 用双手拇指推按足底肾的反射区2～3分钟，每日2～3次。

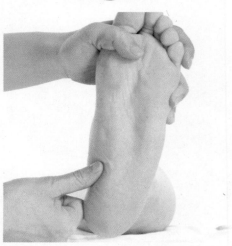

5 拇指推按法，推按膀胱反射区3～5分钟，每日2～3次。

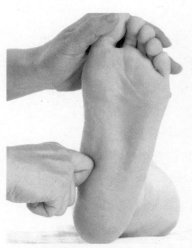

6 示指推按输尿管反射区3～5分钟，每日2～3次。

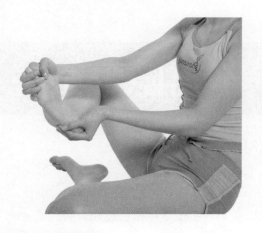

7 一手握足趾，一手握足底，揉捏阴道、子宫反射区及生殖腺反射区3～5分钟，每日2次。

食疗解疼痛

缓解阴道炎症状的小食谱

白果乌鸡汤

制作方法：将乌鸡1只(约500克)活宰，去毛、内脏，洗净；莲子肉30克、糯米15克、胡椒少许洗净。把白果10枚、莲子肉、糯米、胡椒装入鸡腹腔内，封口后，放至炖盅内并加盖，隔水用文火炖2-3小时，至鸡熟烂。

食用方法：调味供用(可分2—3次食，饮汤，食肉、白果等)。

食疗功效：补益脾肾，固涩止带，主治细菌性阴道炎。证属脾肾两虚，症见形体消瘦，面色萎黄，气短体倦，腰膝酸软，带下量多，色白无味，质如胶丝。

养生贴士

瘦身饮食小技巧

（1）多饮开水法。多喝水可以让你减少想吃零食的念头，除开水外，你还有许多不含糖分的饮料可选择。

（2）贮藏蔬果法。存放一些蔬菜、水果，并且将它们清洗，这样你有饥饿感觉的时候，自然会想到这些高纤维、富含维生素的绿色食物。

（3）少存零食法。薯片、果仁、糖果、巧克力等高脂食物确实是美味，但要记住只在非吃它们时才去买，而且应该买最好的，在一眨眼的工夫将它们吃光。

（4）只吃正餐法。许多人以为光吃不含脂肪的零食，可以少长肥肉，其实吃那些不美味，但依然富含卡路里的东西，不如正经地吃好一日三餐。

（5）藏身牛仔法。保存一条在身材最苗条时穿的牛仔裤，然后经常拿出来试穿，这样你一定会及时控制自己的增肥速度。

痛源：不离隐形眼镜

隐形眼镜，顾名思义，妙在"隐形"。它既有普通眼镜矫正视力的功能，又解除了框架眼镜带来的不便，所以戴隐形眼镜已俨然成为当今时尚。然而，戴隐形眼镜固然有诸多好处，但是并不是所有人都适合戴隐形眼镜。有些人就因长期戴隐形眼镜而给自己的眼睛带来了很多病患，例如眼睛过敏、角膜炎、干眼症等等。尤其是彩色隐形眼镜，危害更大。眼科专家提醒，彩色隐形眼镜比普通隐形眼镜镜片大，透氧性差，含水量低，佩戴后眼球更容易缺氧干涩，出现角膜感染等症状。

眼睛隐痛

症状表现

（1）眼睛干痒、红肿、隐痛。

（2）眼皮从稍微肿，到水肿。

（3）严重者同时可能出现全身瘙痒，流清涕、打喷嚏、咳嗽、反复腹痛以及哮喘等过敏性疾病的表现。

症状解释

以上是眼睛过敏的典型症状。戴隐形眼镜很容易引起眼睛过敏。因为隐形眼镜会吸附泪液中的蛋白质、脂质、胶原等，使之沉积在镜片表面，滋生病菌，角膜水肿、角膜新生血管反应和过敏反应等，都是因此而起。对于长期戴隐形眼镜的上班族来讲一定要注意防范这些病症。

好习惯，坏习惯

对于戴隐形眼镜引起的眼睛过敏，会严重影响到我们的工作和生活，且对眼睛的危害极大。但是如果在日常生活中能从卫生细节做起，因戴隐形眼镜引起的眼睛过敏完全是可以避免的。

（1）戴隐形眼镜时不可滴任何眼药水，否则药水的成分吸附在镜片上，不仅使镜片变浑变硬，而且滞留在镜片的高浓度药液成分会损伤眼部组织。

（2）镜片长期不使用，须经严格的清洗、冲洗、消毒、浸泡在护理液中，放入冰箱的储藏室，每周更换一次药水，再次戴时则要认真进行清洁、冲洗和消毒。

（3）过敏体质的人要通过适度运动来强化免疫系统。在百花盛开的春夏，尽量不要佩戴隐形眼镜到野外活动，以避免接触到花粉。

（4）要化妆的女士，应在化妆后戴隐形眼镜，卸妆前取下隐形眼镜，不要使化妆品粘连镜片。

（5）不提倡使用镊子和棍棒等辅助工具，因为镊子如果不包括尖头，很容易损伤镜片，而镊子和棍棒头的包裹物，会很容易被细菌污染而成为细菌的良好培养基从而污染镜片，使眼睛过敏。

（6）有过敏史的人在家中不要饲养小动物，因为猫、狗等之毛屑常是导致眼睛过敏的过敏源。

（7）保持居家环境的干净。

（8）若出现眼睛过敏的症状，如眼睛痒、眼睛红、摩擦感或充血不适等，绝不要勉强佩戴，要立即去眼专科诊治。

（9）感冒时，也不要戴隐形眼镜，改戴框架眼镜。许多感冒、止咳或止痛药物中都含有抑制眼泪分泌的成分，泪腺分泌量减少会使隐形眼镜过于干燥，透明度降低，从而影响视力。

（10）骑车长途旅游时，也不要佩戴隐形眼镜。因为长距离骑车时，空气加速对流，会使软性隐形眼镜的水分减少，镜片逐渐干燥变硬，眼睛会感到不适，时间一长，变硬的镜片就会损伤角膜，引起眼睛疼痛或细菌感染。

熏洗祛病痛

熏洗法解除眼睛过敏性疼痛。熏洗法包括熏法与洗法，熏法是利用药液煮沸后的热气蒸腾上熏眼部；洗法是将煎剂滤清后淋洗患眼，一般多是先熏后洗。熏洗法除利用药液的温热之力，使眼部气血流畅，疏邪导滞外，通过药物直接作用于眼，以驱邪解毒、疏通经络，调和气血、退红消肿、定痛止痒收泪。

熏洗法的操作要点如下：

根据不同病情选择药物煎成药汁，趁热将药液倒入碗内，患者俯首面对热气熏眼，眼与药液距离以能耐受为度。熏时最好用布巾将头及盛药器一并蒙盖，使热气集中，保持较久。属眼珠上的疾患，嘱睁眼熏蒸，并频频瞬目，使药力均匀抵达病所。

食疗解疼痛

眼睛过敏患者食用的小食谱

黑豆核桃牛奶饮

准备材料：黑豆粉1匙，核桃仁泥1匙，牛奶适量，蜂蜜1匙。

制作方法：将黑豆粉、核桃仁泥冲入煮沸过的牛奶中，加入蜂蜜1匙，搅拌即可。

食用方法：每天早餐后服用，或与早点同吃。

食疗功效：黑豆含有丰富蛋白质与维生素B_1等，营养价值高，又因黑色食物入肾，配合核桃仁，可补肾，牛奶和蜂蜜含有较多的维生素B_1、钙、磷等，能增强眼内肌力，可改善眼疲劳或过敏的症状。

养生贴士

户外保护隐形眼镜的小技巧

（1）户外活动通常会比较脏，当尘土等小颗粒夹杂在隐形眼镜与眼球之间时，会产生摩擦，这种摩擦有可能造成永久性的眼部疾病。因此，当你需要触碰眼球或取下隐形眼镜的时候，应确保手指是干净的，如果没有条件用肥皂洗手，至少应该用随身携带的水冲洗一下会接触眼部的几个手指。没有水的时候，即使用隐形眼镜的护理液冲洗一下手指也要比直接接触眼部强。

（2）在户外宿营时，为了避免隐形眼镜在摘戴的时候丢失，最好的办法是将你的肘部支撑在防潮垫上或者睡袋上，再摘下或者戴上隐形眼镜，这样即使是隐形眼镜不小心掉下来，掉在防潮垫或者睡袋上也比掉落在地面上好找得多，而且也比地面干净得多。

（3）出发之前准备行囊的时候，带上一瓶旅行装的护理液，如果一时粗心大意忘记携带，将水烧沸以后装在干净的容器里冷却后，可暂时代替护理液。

眼睛刺痛

症状表现

（1）最初表现为视力减退，有较强的刺激感。

（2）角膜光泽消失、透明度减低、溃疡形成、睫状体充血。

（3）典型症状是眼睛灼热、刺痛、雾视、易流泪、有异物感并且怕光等。

（4）部分人在角膜上皮破损的部位，还会出现灰白色或黄白色浸润点，表面稍隆起，周围有弥漫性水肿和混浊。

症状解释

以上症状是真菌性角膜炎的典型症状。大部分人每天戴隐形眼镜的时间是9～12小时，长时间戴隐形眼镜，就会导致角膜缺乏氧气，时间长了，就很容易引起各种炎症。真菌性角膜炎是一种致盲率较高、治疗较为棘手的感染性眼病，一般由曲霉菌、镰刀菌、白色念珠菌等真菌感染所致。由于隐形眼镜直接与角膜接触，因此很容易导致角膜发炎，甚至产生真菌性角膜溃疡。对于长期戴隐形眼镜的人来讲，患真菌性角膜炎的可能性非常大。因此，一旦发现自己有上述症状，一定要及时就医。

好习惯，坏习惯

角膜炎是眼科的常见病，它会反复发作，每次发作视力就下降一点，最后有的甚至会导致失明，因此，做好眼睛保健，防止或减少角膜炎发生是关键。

（1）青光眼、慢性泪囊炎、结膜炎、角膜溃疡、甲亢等疾病患者，要待炎症消失眼病已好后再戴隐形眼镜。

（2）每次取戴或操作镜片之前将指甲剪短，把手洗干净。

（3）在干净、平整的桌面上操作和取戴镜片，以免镜片掉在地上。

（4）每次戴镜片之前，仔细检查镜片有无破损、污物及沉淀物。如有破损则不能戴。如有污迹和沉淀物则必须清洁冲洗后再戴。

（5）镜片正面向上戴。

（6）按规定的程序清洗、冲洗、消毒和储存镜片。注意清洁时揉搓要在20次以上，冲洗要充分，消毒时间需4小时以上。

（7）护理液在开瓶使用后，每次用完及时将盖子盖紧，不要用手指触摸瓶口，护理液应该在规定的时间内用完，如果未用完，则应该弃去，更换新鲜护理液。

（8）每周最好用高效清洁片浸泡镜片一次，在浸泡前后都必须充分清洁和冲洗镜片。

（9）角膜炎患者不要饮酒，酒精会使眼血管扩张充血，使病毒蔓延，加重病情。

（10）患者不要吃羊肉、牛肉。由于病毒性角膜炎是免疫异常所致，而吃羊肉、牛肉可加重这种免疫反应，导致病情加重。

（11）不要吹风受凉感冒，感冒后免疫力下降，会使病毒性角膜炎复发。

（12）不要过劳和熬夜，因为过劳和熬夜都会使免疫力下降，也会使角膜炎复发或加重。

每天动一动

下面这一套眼保健操，通过对不同穴位用不同的手法按摩，可以达到通经络，养气血，除疲劳，增进视力和预防近视的功效。

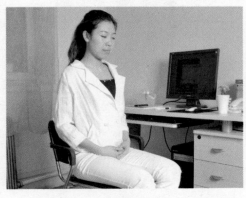

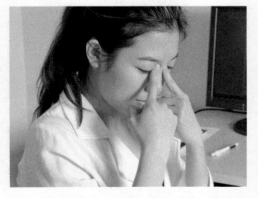

1 闭目入静：坐姿或站姿，双脚分开与肩等宽，双臂自然下垂，身体保持正直，全身放松，两眼轻闭。

2 按压睛明：双手示指分别按压双侧睛明穴（双眼内眼角），其余手指呈握拳状，每拍按压一次，有防治视觉昏蒙的功效。

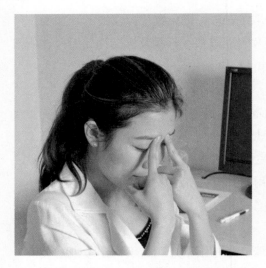

3 按揉太阳穴、攒竹穴：双手拇指按揉太阳穴，示指按揉攒竹穴（眉毛内端），按揉2次；还可以双示指弯曲，余指握拳，由眉毛内端向外抹刮，可防治眼病和视力减退。

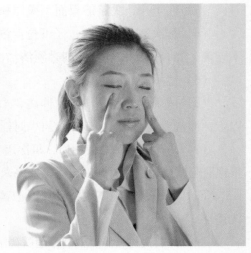

4 按压四白：先把双手示指和中指并拢对齐，分别按压在鼻翼上缘的两侧，然后示指不动，中指和其他手指缩回呈握拳状，示指所在的位置便是四白穴，按压此处防治眼病。

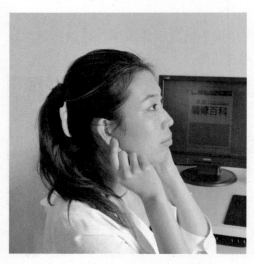

5 捻压耳垂：双手拇指和示指，分别夹住耳垂，捻压3分钟，每日2～3次。

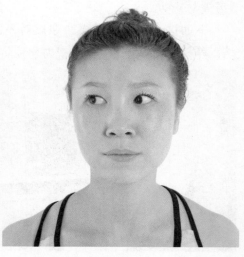

6 转动眼球：头部不动，眼球沿逆时针方向转动10次，其转动顺序为上、左、下、右。然后再沿顺时针方向转动10次，可降低眼肌的紧张度。

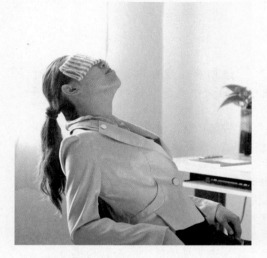 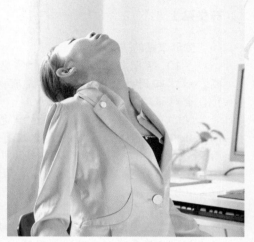

7 热冷敷交替法：一条毛巾浸比洗澡水还要热一点的热水，另一条毛巾浸加了冰块的冷水，先把热毛巾放在眼睛上5分钟，然后再换冷毛巾放5分钟。

8 眨眼法：头向后仰并不停的眨眼，使血液畅通。眼睛轻微疲劳时，只要做2～3次眨眼运动即可。

食疗解疼痛

改善结膜炎症状的小食谱

决明子粥

准备材料：炒决明子12克，白菊花9克，粳米50克，冰糖适量。

制作方法：决明子、白菊花水煎取汁，人粳米煮粥，粥成后加冰糖调匀，空腹服用。

食疗功效：清肝胆实火

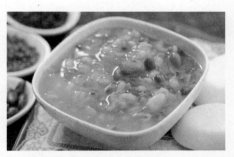

杞菊决明子茶

准备材料：杞子10克，菊花10克，炒决明子10克。

制作方法：上三昧沸水冲泡，代茶饮。

食疗功效：祛邪退翳，扶正明目。

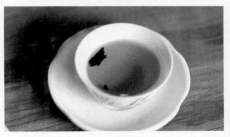

养生贴士

隐形眼镜的"休息"时间

（1）经期要让隐形眼镜"休息"。经期前及经期中，眼压会比平时高，眼球四周也易充血，尤其是有痛经症的女性更甚，这时如果戴隐形眼镜，会对眼球产生不良影响。

（2）孕期最好让隐形眼镜"休息"。孕期，荷尔蒙分泌发生了变化，从而使体内含水量也发生变化，眼皮有些肿胀，眼角膜变厚，特别是怀孕的最后3个月，因角膜水分多，变厚更为明显，会与正常时选配的隐形眼镜片不相吻合，从而引起眼睛不适。尤其是有妊娠水肿症的孕妇更不能戴隐形眼镜。

（3）感冒时。感冒时佩戴隐形眼镜，出现眼部其他并发症的机会就大大提高。另外，感冒患者的手上往往带有大量病菌，很容易在取、戴隐形眼镜的过程中进入眼内，而且许多感冒、止咳或止痛药物中都含有抑制眼泪分泌的成分，泪腺分泌量减少会使隐形眼镜过于干燥，透明度降低，从而影响视力。

（4）骑车长途旅游时。长距离骑车时，空气加速对流，会使软性隐形眼镜的水分减少，镜片逐渐干燥变硬，眼睛会感到不适，时间一长，变硬的镜片就会损伤角膜，引起眼睛疼痛或细菌感染。

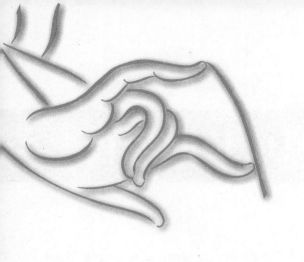

【第五章】

不良生活习惯招来的疼痛

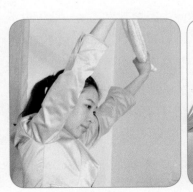
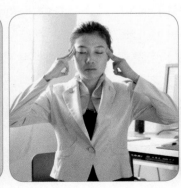
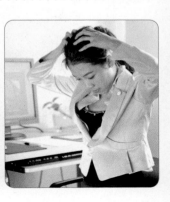

痛源：长期熬夜

随着生活节奏的加快，越来越多的人加入了熬夜的行列。尤其是上班一族，为了赶工作，赶计划，熬夜不睡已是常事。但"日出而作，日落而息"，这才是长期以来人类适应环境后形成的规律。一旦打乱这个规律，疾病自然会接踵而至。于是很多人，在熬夜不睡后的第二天，不仅没有精神、眼睛红痛、视力疲劳、四肢乏力，还会出现痘痘、眼袋。既影响了形象和工作效率，且因经常熬夜，人体的免疫力也跟着下降。当然，熬夜不睡最明显的症状就是第二天四肢酸痛、浑身无力。

四肢酸痛

症状表现

（1）肌肉酸痛、颈部胀痛。

（2）经常疲劳，免疫力下降。

（3）人若经常熬夜，所造成的后遗症，最严重的就是疲劳、精神不振。

（4）人体的免疫力也会跟着下降。

（5）四肢酸困、无力，甚至头晕。

症状解释

熬夜会使新陈代谢与生理时钟唱反调，新陈代谢随时间愈来愈晚，渐渐减慢；凌晨一点以后不睡觉，人体的代谢异常就会引起内分泌功能紊乱，此时，体内产生的毒素会增多，会激活痛觉感受器。第二天，自然就会感觉到四肢酸困乏力、肌肉酸痛、颈部胀痛。经常熬夜后，眼周的微血管会循环不良，造成血液瘀积，而出现暗灰色的眼圈。此外，熬夜加速肾上腺素的分泌，让皮脂增加，堵塞毛孔，引起黑头、粉刺与痘痘。对于经常熬夜工作的人来讲，一定要注意保护自己的身体，尽量调整好自己的工作时间，尽量不要熬夜，否则得不偿失。

好习惯，坏习惯

对于有些人来讲，经常熬夜是难免的。对此，医学专家认为，熬夜也不是完全不可，科学的、间断性的熬夜，有时会使某些类型的人获得意想不到的效果。那么，如何在保证熬夜质量的同时，又减少对身体健康的影响呢？

（1）晚饭不能吃太饱，熬夜时要吃热的东西。

（2）注意保暖，不要冻着。

（3）准备几样水果，还要有足够多的白开水。

（4）熬夜时，应时时走到窗户边做深长呼吸。

（5）不要吃泡面来填饱肚子，最好用水果、土司、面包、清粥小菜来充饥。

（6）熬夜时，不要吃太多甜食，高糖虽有高热量，刚开始让人兴奋，却会消耗B族维生素，导致反效果，也容易引来肥胖问题。

（7）熬夜时不要吃肉，尽量吃碳水化合物，这样隔天才不至于很累，可把伤害减至最低。

（8）提神饮料，最好以绿茶为主，可以提神，又可以消除体内多余的自由基，让您神清气爽；但肠胃不好的人，最好改喝热水泡枸杞子的茶，可以解压，还可以明目。

（9）熬夜前千万记得卸妆，或是先把脸洗干净，以免厚厚的粉层或油渍，在熬夜的煎熬下引发满脸痘痘。

（10）熬夜后洗脸时利用冷、热交替法刺激脸部血液循环，最好敷一下脸，按摩5分钟，为脸补充水分。

| 每天动一动 |

下面这种按摩法能够促进四肢末梢血管的血液循环，从而消除"冷"症。所谓的"打"，具体做法就是捶双臂、拍双腿。

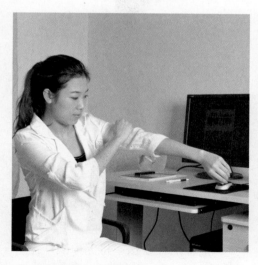

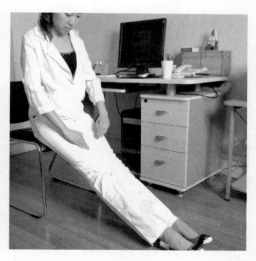

1 捶双臂：右手握拳，从肩部开始，由上到下捶右臂；然后左手以同样方法捶击右臂。

2 拍双腿：采用坐位，用两手掌从上到下拍击大腿、小腿，拍击中上体随着动作前屈。

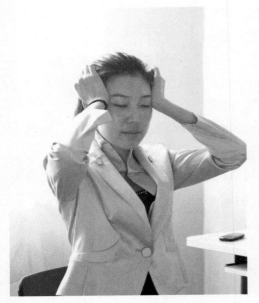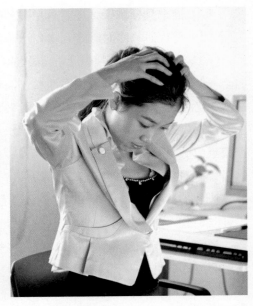

3 头部按摩：用掌根揉按太阳穴10～15次；如有眩晕现象，可以用五指上下轻敲头部20～30次。

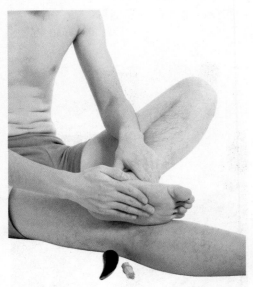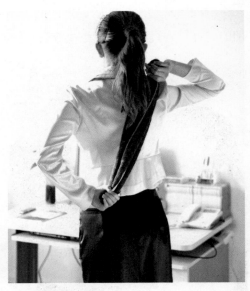

4 擦涌泉：将两手搓热后，用右手中间三指擦左足心，直至足心发热为止，然后再依法用左手擦右足的涌泉穴。

5 颈肩前后按摩法：将毛巾横挂在肩的前后，两手分别做前后按摩运动，每分钟100次左右，再用同样方法按摩对侧颈肩。

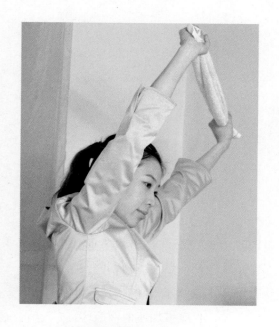

6 左右横向按摩法：双手握住毛巾两端，配合头部尽量伸直双臂，然后向一侧尽力伸展，并左右缓慢活动，幅度可尽量大些，每侧做10～15次。

DIY循环按摩操

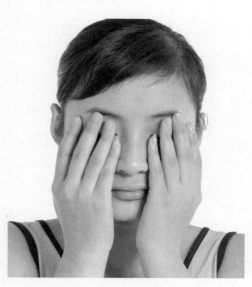

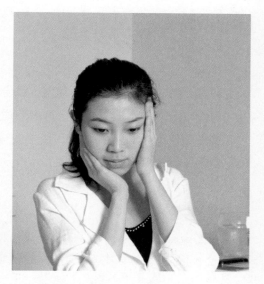

1 将双手搓热，用手掌心先由下巴开始由内向外，先向上到额头，再从额头到脸颊轻搓过全脸，最后再到额头，借此温热脸部，加速血液循环。

2 脸倒向一边，以手掌撑住，另一只手，由下巴向上方以'抛物线'方式推拉，仿佛将脸颊的肉推起来的感觉。

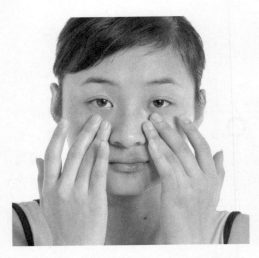 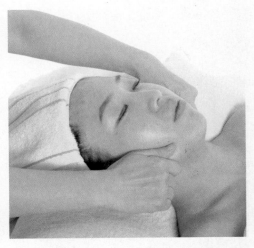

3 示指、中指并拢，由下巴开始往上采用螺旋状打圈按摩，用力要轻，但要有带动肌肤往上拉提的感觉一直按摩到额头。

4 手撑住全脸，大拇指顺着下巴骨头往上滑，将下巴边缘肌肤向上提拉，也顺带加速血液循环。

食疗解疼痛

适合熬夜族的食谱

莲子百合煲瘦肉

准备材料：莲子（去芯）20克，百合20克，猪瘦肉100克。

制作方法：加水适量同煲，待肉熟烂后用盐调味食之。每日1次。

食疗功效：具有清心润肺、益气安神的功效。适宜于熬夜后干咳、失眠、心烦、心悸等症者食用。

养生贴士

熬夜族的保健技巧

（1）熬夜一族要加强身体锻炼。熬夜中如感到精力不足或者欲睡，就应做一会儿健身操或到户外活动一下。

（2）由于熬夜会占去了正常睡眠的时间，因此在补充睡眠上不妨见机行事。如下班回家时，在车上闭目养神片刻，或在单位午休时午睡一会儿等，可恢复体力，使精神振作。

痛源：湿头睡觉

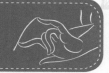

很多人都有睡觉前洗头洗澡的习惯，特别是忙碌一天回家后，洗澡能把身上的尘土洗掉，干干净净上床，又能缓解疲劳，轻松舒服地睡个好觉。但这看似很卫生很健康的习惯，却让有些人患上慢性头痛，甚至是头皮皮下静脉丛炎。

头皮胀痛

症状表现

（1）疾病初发时，头皮局部有滞胀麻木感，大多数人是头顶部有麻木感，并伴绵绵隐痛。

（2）随着病情发展，患者的局部头皮会增厚、增粗，甚至有皮下肿块隆起，出现头晕、头皮胀痛甚至偏头痛的症状。

症状解释

这是头皮皮下静脉丛炎的典型症状。皮下静脉丛炎是头部的常见病症之一。有晚上睡觉前洗头习惯的人，由于没有认真地擦干头发，使大量的水分滞留于头皮表面，尤其是冬天夜间气温较低时，残留水遇冷空气极易凝固。长期有残留水凝固头部，从而导致人们气滞血瘀，经络阻闭，郁积为患。所以，有晚上睡觉前洗头的人一定要注意了。

好习惯，坏习惯

头皮皮下静脉丛炎在初期总是容易被忽视，等到严重的时候会严重影响日常生活以及工作，因此应及早采取措施，改变不良的洗头习惯。

（1）洗头最好选在白天温度稳定的时间，或是下班回家稍微休息后。这样就有足够的时间让头发自然晾干，从而避免一些疾病的发生。

（2）一般情况下，以每周洗发2～3次为宜；如果常在户外，油烟、灰尘又较大，可适当增加次数；而很少外出、头发又不油的人，一周洗一次也没关系。

（3）通常，人们都是低着头，把头发垂下来洗。但专家提醒大家，头长时间下垂会影响正常血液循环，造成脑供血不足，对头发生长也不利。因此淋浴时直立的洗头姿势较合适，而且要让身体调整到最舒服的状态。

（4）洗头时，水温以31度～38度为宜。更换用水时，其先后用水的水温要大体相同，不宜先冷后热或先热后冷。

（5）洗完头发后，应该及时用浴巾等吸干浴后的水分，最好待头发完全自然风干后再睡觉。

（6）如果因时间紧张等原因，来不及让头发自然风干的情况下，可以使用吹风机把头发吹干后再睡觉。

按摩祛病痛

头皮上有很多神经末梢，有些神经末梢距离大脑很近，头皮上的信息，很容易传入大脑。手指在头皮上按摩，能轻柔地刺激头皮上的神经末梢，通过神经反射，刺激头皮上的毛细血管，使它们扩张变粗，血液循环旺盛。另外，头皮上有很多穴位，像上星、百会、脑户、前顶、玉枕等，按摩这些穴位，同样能够通经活络，延年益寿。

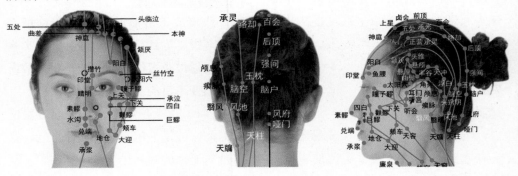

1 立位、坐位、卧位均可，按摩时将左手或右手的五指伸开，用手指头在头皮上轻轻按摩，先前后方向按摩，再左右方向按摩，最后转圈按摩。

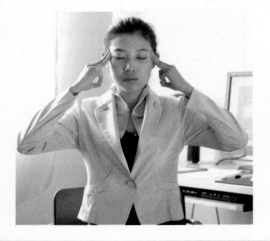

2 将示指、中指并拢，指腹轻轻按在太阳穴上，以顺时针方向打圈6次；再以逆时针方向打圈6次。

3 将双手并放在额头上，以排列整齐的手指指腹，从眉心中线开始按压。按压的顺序为：眉心（在反射疗法学上，这个部位是反射颈椎的压力点）；额头中线　（淋巴系统）；头顶中线（脑下垂体）；然后在百会穴揉动10下（头顶中央，主管全身精力）；最后，揉动风池穴10下（枕后发际凹陷处）。

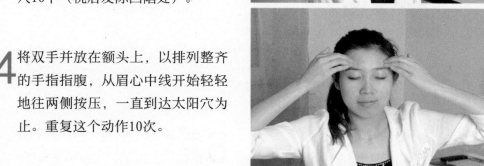

4 将双手并放在额头上，以排列整齐的手指指腹，从眉心中线开始轻轻地往两侧按压，一直到达太阳穴为止。重复这个动作10次。

5 以双手四指指腹，从后脑枕骨开始，由轻而重的向上以螺旋运动的方式按摩头皮，直至按摩完整个头皮为止。按摩的次数不限，感觉头皮已经放松即可。

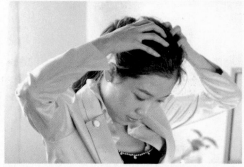

6 将两手盖住两耳，手指放在脑后，左右两手的手指要尽量靠拢，接着用四指像弹钢琴一样弹打后脑勺，心里默数30下。

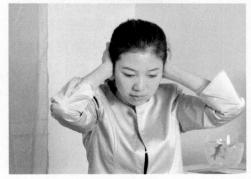

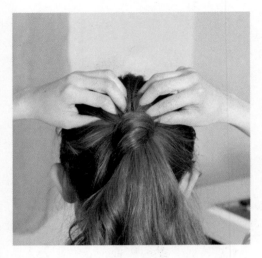

7 接着，将双手手指张开插入头发里，尽量贴着头皮，接着用力将手掌紧闭握拳，拉撑头发。持续这个动作直到整个头皮都拉撑过了为止。

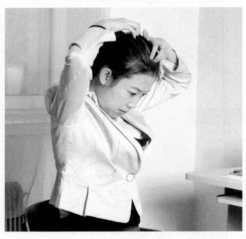

8 做"梳发"动作。方法是将双手十指微屈，由前额发际将头发梳向脑后，一面梳一面摩擦头皮。重复这个动作至少20次。

吃的对吗

如果头疼症状比较严重，可以采取以下辅助的疗法来缓解头痛：

吃含镁食物：偏头痛患者应经常吃些含镁比较丰富的食物，如核桃、花生、大豆、海带、橘子、杏仁、杂粮和各种绿叶蔬菜等，对缓解偏头痛症状有一定作用。

饮浓薄荷茶：取干薄荷叶15克放入茶杯内，用刚烧开的开水冲泡5分钟后服用，早晚各服1次，对治疗偏头痛也有一定作用。

养生贴士

如何让湿头发快干

（1）擦干头皮和发根。先用毛巾盖住头发顶部，从头皮和发根擦起，轻轻按压擦拭水分。

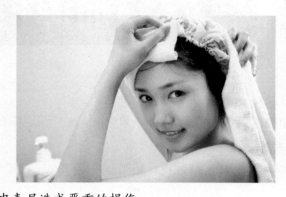

（2）轻轻拍打发梢。发根以外的头发，特别是发梢，采用轻轻拍打的方式擦拭。

（3）包起整个头部。最后将整个头部包起，让毛巾慢慢吸干头发的水分。千万不要揉搓头发，这样会给头发和头皮表层造成严重的损伤。

（4）选择厚实柔软的毛巾擦头发，避免外力对头发造成伤害。

（5）多余的水分吸干之后，再用粗齿梳子梳理整齐，接着再进行干燥的工作。

（6）在时间不允许自然风干的情况下使用吹风机吹干，要注意热度。热风吹整时，先用护发剂保护头发，吹整时由发根移向发梢，由内往外，按一定方向移，一开始先用手指代替梳子，等大约七分干之后，再用梳子吹整。当然，尽量选择自然干燥，这样对头发的保护是最有利的。

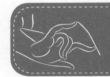

痛源：强忍小便

小腹疼痛

症状表现

（1）尿频、尿疼、小腹胀疼。

（2）排尿时有烧灼感，并在尿道区有疼痛。

（3）有时有尿急和严重的尿频。

（4）时有肉眼血尿和血块排出。

（5）体弱无力，有低热，也可有高热，以及耻骨上不适和腰背痛。

（6）乏力、消瘦，出现腰腹部及膀胱会阴区不舒适或隐痛。

（7）有时会出现头昏、眩晕等神经衰弱症状。

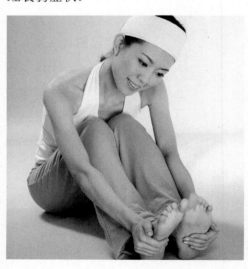

症状解释

这是膀胱炎的典型症状。膀胱炎是泌尿系统最常见的疾病，尤以女性多见。本病在大多数病例中不是作为一个独立的疾病出现，而是泌尿系统感染的一部分或是泌尿系统其他疾病的继发感染。

现在的上班族，工作越来越紧，时间越来越宝贵，甚至连上厕所的时间都忙在工作上了，这样憋尿就成了一件很"正常"的事情。根据相关医学调查，几乎百分之百的上班族都有过憋尿的经历，而百分之六十以上的上班族更是有过长期频繁憋尿的经历。这也正是上班族患膀胱炎越来越多的原因。憋尿不是个好习惯，再忙，也是可以抽出一点时间来上厕所的。

好习惯，坏习惯

其实对于很多人来讲，完全是可以避免患膀胱炎的，只要养成良好的生活习惯。当然，除了要避免憋尿，为了彻底远离膀胱炎，人们在生活中还要注意以下一些事项：

（1）清洁是最不能忽略的。每天在上床以前都要先洗澡，并且更换内裤，这是因为在每次排泄后，皮肤及内裤都会被大肠菌所污染。

（2）不要用有香味的沐浴剂，因为这样会使膀胱的内膜受到不必要的化学物刺激。

（3）男女双方性交前后都要彻底清洗干净。

（4）勤换内裤，常清洗。注意会阴部清洁，注意性交卫生。

（5）每次排尿宜排尽，不让膀胱有残余尿。每次性生活后宜排尿一次。

（6）性交前及性交后立刻将膀胱的尿液排清。

（7）拥有多名性伴侣或刚更换性伴侣的人，患病率较高，因此要加倍留意。

（8）多喝水，最好每天8杯水。喝足够的水是预防膀胱炎的关键。把每天喝6～8杯的白开水当做是健康饮食的一部分，并且把酒精和咖啡因的摄取降到最低。不要养成憋尿的坏习惯，每隔两、三个小时就应该小便一次。

（9）不要穿紧身衣如牛仔裤、丁字裤等。

（10）要注意休息，因为过度疲劳也是病发原因之一。

（11）注意经期卫生，有反复膀胱炎病史的妇女可服用抗生素以预防。

（12）行房前后要小便。有些妇女在性交之后，经常受到膀胱炎的侵袭，因此要注意在性交前后的卫生。

（13）避免刺激物。不要在阴部周围使用油脂类、女性卫生喷雾药或者爽身粉，并且不要用任何的化学剂去冲洗阴部。避免使用沐浴油或洗泡沫澡，改用淋浴方式洗澡。

（14）在月经期间，经常更换卫生巾，卫生巾是提供细菌滋生的途径。穿棉质的内裤，不要穿合成纤维制品，否则会妨碍适当的空气流通进而促进细菌的生长。

（15）在膀胱炎发作期间，不要有性行为，那将使您的炎症更恶化，而且还有可能把病传染给您的伴侣。

每天动一动

万一不慎罹患了膀胱炎，不要太慌张，药物治疗对膀胱炎的效果显著，只要遵照医师指示，改善个人生活习惯避免情绪焦虑、紧张、暴躁，很快就可以摆脱病痛，不用太担心。当然，除了遵照医生的指导用药物治疗以外，我们也可以通过一些方式来改善病情。下面介绍膀胱炎自疗的小技巧：

坐热水浴。专家认为，热水坐浴可改善会阴部血液循环，减轻膀胱炎症状。坐浴不是简单地坐在浴盆里泡澡，它是医学上常用的一种治疗方法。在一盆温度适宜的水中坐浴15～20分钟。夏天可尝试用冷水坐浴，以增强局部血液循环。坐浴的毛巾要专人专用，并定期用肥皂洗净，在烈日下暴晒或煮沸消毒。毛巾、浴盆宜放在阴凉通风处。

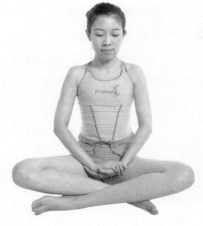

1 坐着，两腿交叉，双手重叠握放在腿上。

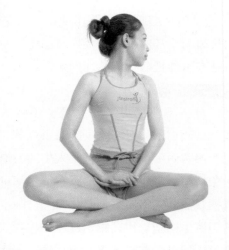
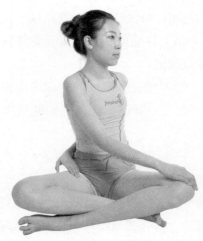

2 一面吐气，一面把脊椎向左扭转。急快的扭转，反而会损及肾脏的细胞，必须特别的小心。最重要的一点就是，保持胸背挺直，只扭转背骨。同时，绕到背部的左手，要从后面放在右大腿上。左右为1次，重复20～30次。

按摩祛除膀胱炎

1 首先将肚脐到耻骨连成一线，将线五等份，由下算起1/5处的穴位称为"中极"。此穴不但能增强精力，对调整泌尿系统也有特效。指压时一面缓缓吐气一面慢压6秒钟，如此重复20次。

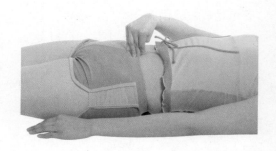

2 指压脚底中央稍近趾侧凹陷处的"涌泉"，采用同样要领指压10次。指压治疗膀胱炎必须有耐性，要能持之以恒，才能脱离炎症带来的痛苦。

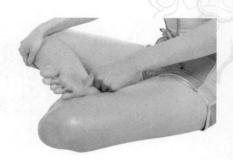

食疗解疼痛

治疗膀胱炎的小食谱

甘蔗藕汁饮

准备材料：甘蔗500克，藕500克。

制作方法：将上述二味一同榨取汁液后饮用。

食疗功效：清热通淋，凉血止血。膀胱炎，属血淋型，小便短数，热涩刺痛，尿色深红，舌红、苔黄，脉滑数。尿常规检查，血尿阳性者。

养生贴士

上班族小心神经源性膀胱炎

人体的膀胱主要的功能是贮存和排出尿液，这两项功能的完成都必须依靠各种神经的控制和协调。当神经功能受到伤害时，膀胱的功能也随之受到影响，并使膀胱本身产生各种病理变化，这种情况在医学上称为神经源性膀胱。神经源性膀胱常有排尿困难、排尿不易控制，并有神经损害的各种病状。

神经源性膀胱一般分为两类：①逼尿肌反射亢进，这类膀胱的逼尿肌对刺激的反应有反射亢进现象。②逼尿肌无反射，这类膀胱的逼尿肌对刺激无反射现象。病变会引起痉挛性膀胱，表现为容量小、不自由收缩、膀胱内压升高、逼尿肌增厚等病状。严重时会引起膀胱、肾脏的反复感染和结石，肾脏机能丧失，造成败血症或尿毒症。还可能因为长期尿失禁，使得阴部皮肤产生病变和感染，增加治疗上的困难。

神经源性膀胱炎的主要患者集中在20～35岁的上班一族，以男性居多。这一部分人工作压力大，精神时时刻刻都处于一种高压状态。随之带来的工作和精神上的焦虑很容易诱发神经源性膀胱炎。专家建议，远离神经源性膀胱炎的唯一的法宝就是放松自己，学会休息自己的大脑，这样才能让自己的精神时刻处于一种放松的状态，从而远离神经源性膀胱炎的烦扰。

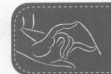

痛源：纵欲无度

射精痛

症状表现

（1）性冲动时，下腹部、腹股沟、会阴部疼痛。

（2）射精时疼痛加剧，呈绞痛样发作。

（3）伴有尿频、尿急、尿痛以及舌边舌尖红、苔黄、脉弦数等症状。

症状解释

射精痛是男子常见的一种生殖器官病症，一般情况下，不是什么大病，故此不必紧张。造成射精痛的原因虽然很多，但是对于很多性生活过频或者纵欲无度的人来讲，射精痛很可能是由于这个原因造成的。据临床统计，射精痛的患者60%是由于性生活过频引起的。当然，因性生活时过于兴奋或动作强烈粗暴也可以诱发射精痛。这是因为由于性生活次数过频或动作粗暴，常可引起射精管、精束腺以及尿道等器官产生无菌性炎症，使这些器官充血、水肿，射精时，由于平滑肌强烈收缩，刺激充血水肿的器官而引发疼痛。对于因性生活过频引起的射精痛，一般不需特殊治疗，只要注意休息，适当减少性生活次数，即可消除。年轻的坐班一族，工作压力大，娱乐时间较少，很多人通过过量的性生活来发泄压力，其实这是很不科学的生活方式。

如何判定纵欲无度

一般来讲，若为性生活过频所引起的射精痛。只要减少房事次数，即会消除射精痛。若是由其他疾病引起的，就需积极治疗原发病，只有把原发病治愈，射精痛才会随之消失。衡量性生活频度是否适当的客观标准是，第二天早上是否精神饱满、身心愉快。如果在性交后第二日或几日之内，出现以下情况，又查不出其他原因，那就很可能是性生活过度了，就应当有所节制，适当延长性生活的间隔时间。

（1）精神倦怠，萎靡不振，无精打采，工作容易感到疲乏，学习精力不集中，昏昏欲睡。

（2）全身无力，腰酸腿软，懒得动，头重脚轻，头昏目眩，两眼冒金星。

（3）面色苍白，两眼无神，神态憔悴，形体消瘦。

（4）气短心跳，时出虚汗，失眠多梦，不易入睡。

（5）食欲减退，不思饮食，胃纳欠佳，并有轻度恶心感。

如果白天出现上述状况，就表明性生活次数有点过多了，应及时纠正，减少性生活次数。症状非常明显者，应暂停一段时间。

每天动一动

一般来讲，射精疼痛可以通过减少性生活，注意饮食来缓解。对于比较严重的射精痛，也可以通过按摩来缓解。下面是一些阴茎的按摩技巧，可以从一定程度上改善阴茎部的血液循环状况，缓解各种射精疼痛。

（1）按摩腹股沟。用双手拇指、示指、中指指腹向阴茎根部方向自外而内对称按摩两侧腹股沟，按摩之力以轻柔舒适不痛为度，左右各50次。

（2）捻动精索。以双手拇指、示指、中指对称捻动阴茎根部、阴囊上方之精索，用力以出现轻度酸胀或舒适感为度，左右各50次。

（3）搓揉睾丸。以双手的示指、中指托住同侧睾丸的下面，再用拇指按压其上，如数念珠一样轻轻揉搓两侧睾丸，其压力以睾丸不痛或微酸胀为宜，左右各150～200次。

（4）牵拉阴茎及睾丸。用右手或左手把阴茎及阴囊一同握于掌心，轻轻向下牵拉150～200次，其拉力以阴茎及睾丸有微酸胀或小腹两侧有轻度牵拉感为准。

（5）按摩涌泉。以左手按摩右足心涌泉穴100次，以右手按摩左足心涌泉穴100次，若每晚热水足浴后按摩疗效更为理想。

最后要注意的就是：按摩治疗时需保持阴部皮肤清洁，阴部有炎症或皮肤病者，应治愈后再做。患者应在放松时做，每日进行一次，手法宜轻柔，不宜用力过猛。

食疗解疼痛

以下是几个治疗射精痛的小食谱

生地煲水鱼汤

准备材料：水鱼1只（约300克），生地、女贞子、桑葚、枸杞子各20克，各种调料适量。

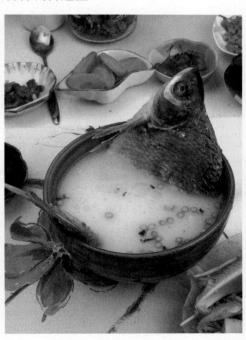

制作方法：把水鱼按常规处理，与生地、女贞子、桑葚子、枸杞子同置砂锅中，武火煲沸后改文火煎熟。

食用方法：食水鱼肉饮汤，每日1剂，分早、晚饮，连服5日为一个疗程。

食疗功效：滋阴降火，理气止痛。主治肝肾阴虚型射精痛；症见性冲动时下腹部、腹股沟、会阴部隐痛，尤以射精时为甚，神疲，腰膝酸软，头晕耳鸣，舌质嫩红，苔少而干，脉细数。

海带绿豆粥

准备材料：绿豆50克、海带20克、白米30克、白糖适量。

制作方法：把绿豆、海带先煮熟，再入白米煮成粥，加白糖适量服食。

食疗功效：清肝热，行气止痛。主治肝经郁火型射精痛。

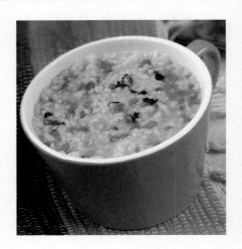

养生贴士

射精痛的原因还可能有哪些

（1）尿路及性器官感染。男性下尿路感染是导致射精疼痛的最常见原因，包括尿道炎、膀胱炎、前列腺炎等。这些感染可引起局部组织充血肿胀，痛阈降低。射精时的一系列节律性收缩对炎症病灶是一种机械性刺激，常伴随射精动作出现剧烈疼痛。另外，精囊炎和附睾炎也会造成射精疼痛。

（2）尿路结石。男性尿路结石是常见的疾病，下尿路的膀胱结石以及输尿管结石均可导致射精疼痛。这是因为结石是一种硬性异物，射精时局部软组织的收缩、蠕动，挤压结石而产生疼痛。严重的尿路结石可继发感染，使疼痛更加重。

（3）男性泌尿生殖器官的恶性肿瘤多会引起射精疼痛。如睾丸、附睾发生肿瘤时，性活动产生的压力以及睾丸的转动、抬高均可引起疼痛，不过其疼痛性质较为缓和，多呈隐痛或酸痛。前列腺、精囊、输精管等处发生肿瘤的概率虽然不大，但病变的进展过程多为隐匿性，此类疼痛应是引起重视的"报警信号"。

总而言之，出现射精疼痛的时候，如果不是因为性生活过频导致的，就要及时到医院做检查，尽早找出病因，对症治疗。

前列腺疼痛

症状表现

（1）排尿不适：可出现膀胱刺激证，如尿频、排尿时尿道灼热、疼痛并放射到阴茎头部。清晨尿道口可有黏液等分泌物，还可出现排尿困难的症状。

（2）局部症状：后尿道、会阴和肛门处坠胀不适感，下蹲、大便及长时间坐在椅凳上时胀痛加重。

（3）放射性疼痛：慢性前列腺炎的疼痛并不仅仅局限于尿道和会阴，还会向其附近放射，以下腰痛最为多见。另外，阴茎、精索、睾丸阴囊、小腹、腹股沟区（大腿根部）、大腿、直肠等处均可受累。需要指出的是，慢性前列腺炎引起的腰痛在下腰部，与骨科原因的腰痛如肌筋膜炎、腰肌劳损等虽易混淆，但后者多在系皮带处附近，较前列腺炎引起的腰痛位置偏高，可以鉴别。

（4）性功能障碍：慢性前列腺炎可引起性欲减退和射精痛，射精过早症，并影响精液质量，在排尿后或大便时还可以出现尿道口流白，合并精囊炎时可出现血精。急性炎症期，前列腺充血、水肿或有小脓肿形成，可有射精痛、疼痛性勃起、性欲减退、性交痛、阳痿、血精等。

（5）其他症状：慢性前列腺炎可合并神经衰弱症，表现出乏力、头晕、失眠等；长期持久的前列腺炎症甚至可引起身体的变态反应，出现结膜炎、关节炎等病变。急性前列腺炎严重时可伴有腹股沟牵涉痛，严重者可有肾绞痛。

症状解释

这是前列腺炎的典型症状。前列腺是青壮年男性生殖系统的常见疾病。中医属"劳淋、精浊、白浊"等范畴。前列腺炎分急性细菌性、慢性细菌性和非细菌性等不同类型。前列腺炎的发病原因有很多。但是对于大多数年轻前列腺炎的患者来讲，无规律的过频的性生活是导致前列腺炎的主要原因。对于大多数上班族来讲，如果性生活过频，本身就很容易诱发前列腺炎，再加上上下班开车、上班长时间坐班，更是加大了前列腺炎的发病概率。因此，广大的男性上班一族一定要注意性生活的频率，注意养成良好的生活习惯，把前列腺炎拒之"腺"外。

好习惯，坏习惯

热水坐浴缓解前列腺疼痛。

温水坐浴、会阴局部热敷可以改善前列腺及其周围的血液循环，对缓解慢性前列腺炎的症状也可起到明显的作用。其具体操作为为：将40度左右的水（手放入不感到烫），倒入盆内，约半盆即可，每次坐10～30分钟，水温降低时再添加适量的热水，使水保持有效的温度，每天1～2次，10天为一疗程。热水中还可加适当的芳香类中药，如苍术、广木香、白蔻仁等。若倒入前列腺病栓后再坐浴，可促进药物的吸收，提高疗效。应当提出的是，对已确诊为因前列腺炎引起的不育者，不应采用坐浴法。这是因为精子属于高级细胞，对生存条件要求很高，拿温度来说，阴囊内的正常温度应为32～33度，当阴囊内的温度因某种原因升高时，便可使精子的产生出现障碍，造成精子停止产生的后果，从而减少受孕的可能。

每天动一动

前列腺是不成对的实质性器官，由腺组织和肌组织构成。前列腺上端横径约4厘米，垂直径约3厘米，前后径约2厘米。表面包有筋膜鞘，称为前列腺囊。囊与前列腺之间有前列腺静脉丛。前列腺的分泌物是精液的主要组成部分。前列腺在男性生理活动中起着十分重要的作用。一般来讲，在日常生活中，男性可以通过合理的运动方式来保护前列腺。

如慢跑快走。可促进前列腺部位的血液循环和淋巴液循环，因此，每天慢跑或者快走20～30分钟对前列腺有保健作用。

自我按摩。每日早晚按摩会阴100次，提肛、吸气100次，意守丹田后引气至会阴，收缩会阴10多次，会阴有热感即可。一般来说，按摩一个月后，症状会有好转。

下面介绍一套前列腺保健操

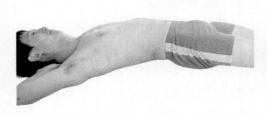 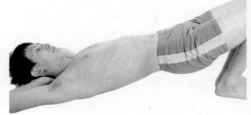

1 取仰卧位，两手臂枕于头后，双腿伸直，双脚绷直，吸气时用力收缩臀部肌肉，同时紧缩上提肛门，保持5～10秒钟，然后随呼气放松肌肉。重复10～15次。

2 取仰卧位，两手枕于头后，屈膝，足掌着床，两足略分开。用力将腰背及臀部上抬，吸气并同时收缩会阴部肌肉并上提肛门，坚持5～10秒钟，然后呼气并放松肌肉，姿势还原，重复5～10次。

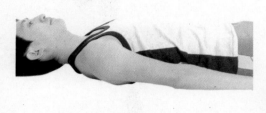 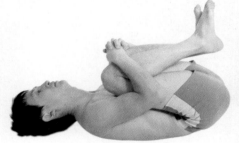

3 取仰卧位，两腿伸直，两臂置于身侧，掌心朝下。吸气时两臂保持伸直以肩为轴向上向后抬至头上。然后呼气并将两臂收回。重复5～10次。

4 仰卧位，弯双腿，吸气时双手将双膝抱紧尽力靠向胸部，呼气时还原，重复此动作5～10次。

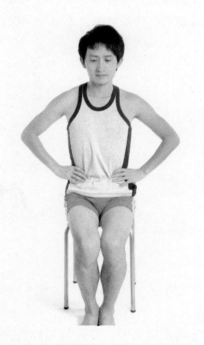 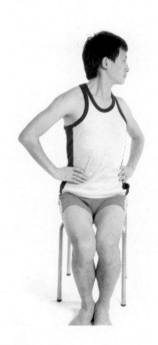

5 取坐位，臀部于椅子前缘，双手叉腰，双膝自然弯曲。缓缓吸气，挺胸收腹，头部自然姿势，以臀部为轴由左向右旋转上体，然后收腹低头，呼气并由右向左旋转上体。重复5～10次。

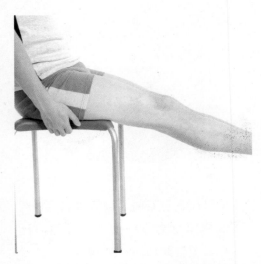

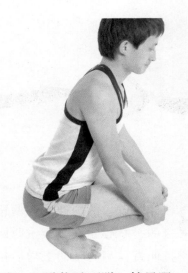

6 坐姿同第5步，挺胸，眼睛看向前方，背部挺直，两手扶握椅子两侧，双腿尽力向上抬，收腹，保持胸背挺直。用力绷紧全身肌肉，保持10～15秒；然后放松并吸气。重复5～10次。

7 直立，双臂抱膝下蹲，抬足跟，收腹挺胸，头部自然放松。吸气并上提肛门：保持10秒钟后呼气并放松肌肉，体位复原。重复3～4次。

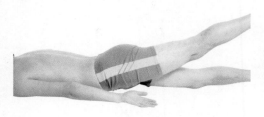

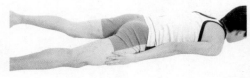

8 俯卧位，双臂放在身体两侧，头部自然放松，保持自然呼吸，左右腿交替抬至尽量大的高度，然后放下，各重复10～15次。

9 动作如上节，腿抬高后向外侧分开并坚持30秒钟，放归原处换另一腿练习。重复3～4次，每练习一次可休息2分钟。

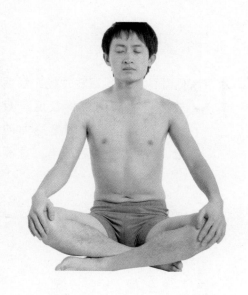

10 盘腿坐位，上身挺直，双手掌按在双膝上。吸气并收缩会阴肌肉，上提肛门，坚持10秒，然后呼气并放松肌肉。重复5～10次。

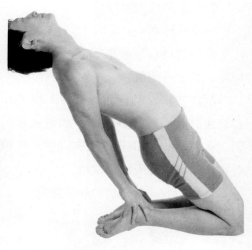

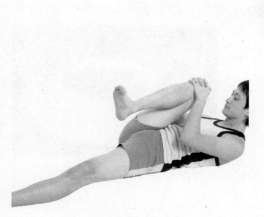

11 仰卧位，左腿伸直，右腿弯曲，右足跟尽可能靠近会阴，双手按在右膝上。吸气并抬起上身，下巴尽力靠向胸前，收缩会阴肌肉并上提肛门。呼气时肌肉放松，动作复原。重复5次后左右腿交换进行此动作。

12 跪在床上或垫子上，两足趾靠拢，足跟向外侧分开，腰背慢慢向后仰，双手抓住双足跟，头部后仰，眼睛向上看。吸气时收腹提肛门，呼气时放松。重复5次。

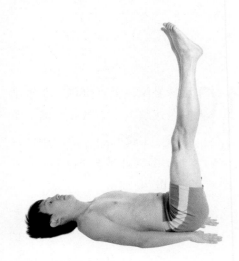

13 仰卧位，双足双腿并拢。双手放于身体两侧，将双足、双腿、腰背至最大限度尽力伸直，停留1分钟后放下，重复5次。

食疗解疼痛

急性前列腺炎食疗

车前草糖水

准备材料：车前草100克（鲜品400克），竹叶心10克（鲜品30克），生甘草10克，黄片糖适量。

制作方法：制作时，先将车前草、竹叶心、生甘草同放进砂锅内，加进适量清水，用中火煮水，煮40分钟左右，放进黄糖，稍煮片刻即可，每天代茶饮用。

食疗功效：缓解前列腺炎症状。

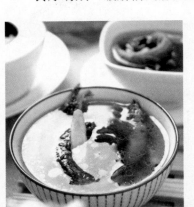

慢性前列腺炎食疗方

泥鳅鱼炖豆腐

准备材料：活泥鳅鱼500克，鲜豆腐250克，盐、姜、味精各适量。

制作方法：先将泥鳅鱼剖开，去鳃及内脏，洗净放入炖盅内，加上食盐、生姜、清水各适量。先用武火烧开，再用文火清炖至五成熟。然后，将豆腐块放入炖盅内，再用文火炖至泥鳅鱼肉熟烂，加调味料调味后即可佐餐食用。

食疗功效：缓解前列腺炎症状。

养生贴士

预防前列腺炎注意事项

（1）有规律的性生活

有规律的性生活可以帮助前列腺液的排放。而定期排放前列腺液可以缓解前列腺的胀满感，促进前列腺液的更新，有助于前列腺发挥正常的功能，还有利于前列腺功能异常患者的康复。

（2）加强体育锻炼

加强体育锻炼可增强体质、增强机体的抵抗力和免疫力，对预防前列腺炎有着非常重要的作用。

（3）不宜久坐或骑车

长期久坐或骑车可造成对前列腺的直接压迫导致前列腺的充血，从而诱发前列腺炎。

（4）加强局部保暖

局部保持温暖可减少前列腺出口的阻力，使得前列腺液的排泄不受阻碍，有利于前列腺炎的预防。

（5）不滥用抗生素

滥用抗生素会大量杀死体内的正常菌群，造成菌群的失调，使得一些可以致病的菌群或耐药菌群大量繁殖，从而诱发前列腺炎或使前列腺炎的治疗变得困难。

（6）避免酗酒和进食大量辛辣食物

辛辣食物，例如酒类和辣椒等辛辣食物能够引起前列腺血管的扩张、水肿或导致前列腺的抵抗力降低。进食这些食物后可引起前列腺的不适感甚至引起前列腺炎的发生。所以一定要尽量避免进食辛辣食物。

痛源：乱掏耳朵

有些人觉得掏耳朵舒服，而且还卫生。生活中，我们经常看到，有的人没事的时候就喜欢拿一些诸如火柴棒、小发夹之类的东西掏耳屎，并说为了舒服。其实，这样做害处很多，轻则导致耳道发炎，引起耳朵疼痛，重则能使听力减退甚至丧失。

耳内疼痛

症状表现

（1）耳内疼痛。

（2）严重的会出血，甚至流脓。

症状解释

如果这是由于掏耳朵引起的症状，那么，这很可能是因为在掏耳朵的过程中弄破了耳道皮肤引起相关炎症造成的。这必须引起我们的注意。在现实生活中，很多人认为掏耳朵是非常卫生的一件事情，因此只要有一有空闲，就坐下来掏耳朵。尤其是很多上班族，一下子闲下来，突然发现无事可干，就坐在椅子上掏耳朵。殊不知：这是一个非常不安全不健康的习惯，很容易弄破耳道内的皮肤引起发炎，严重的甚至会影响听力。

好习惯，坏习惯

经常掏耳朵对健康是有害的，具体表现在：

（1）容易损伤外耳道皮肤。掏耳朵时如果耳屎坚硬或比较多，容易把皮肤划伤，细菌便会趁机进入伤口引发感染。或因来回搔刮，把细菌挤入毛囊、皮脂腺管，引发炎症、流水，严重者发生外耳道疖肿。

（2）由于经常刺激外耳道皮肤，使皮肤瘀血，造成耳屎分泌增多，堆积严重。也就是说，耳屎越掏越多。

（3）经常掏耳朵刺激鼓膜发生慢性炎症，鼓膜发红、变厚，外耳道也会流出少量脓液。

（4）如果掏耳朵不小心，还有刺伤鼓膜的危险。在给小儿掏耳朵时，如果小儿突然挣扎或刺激外耳道出现咳嗽反射，这种意外就更难免。

常掏耳朵既然对耳朵不好，那么，不掏耳朵的话，耳朵内的耳屎怎么办呢？

有时候耳内积垢会在活动时随着下颌运动，借助皮肤上汗毛的推动作用，自行脱落并排出。多数情况下专门到医院掏耳太麻烦，也不现实。因此，人们可以自己掏耳，但应做到如下两点：

（1）最好用棉棍，轻轻在外耳道转动，然后耳朵朝下，则耵聍可自行出来；尽量做到不用指甲、铁签、掏耳勺、发卡等尖锐物掏耳。

（2）不要形成挖耳习惯，应一周左右一次；但在灰尘较多的地方或有"油耳"的人可适当短一点，可根据自己情况掌握。

另外，如果长期不掏耳朵，则可能形成耵聍栓塞，这时，自己就很难掏出来了，应到医院用专门器械取出，取出后坚持用滴耳剂滴耳2～3天预防感染。

每天动一动

经常进行一下自我按摩，对预防和缓解耳聋、耳鸣，缓解耳道破裂引起的耳痛很有帮助。

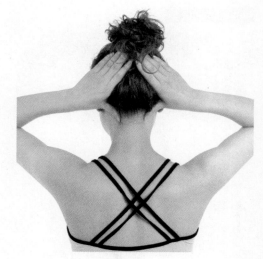

1 以拇指对准耳垂后翳风穴，先点后按1～3分钟。

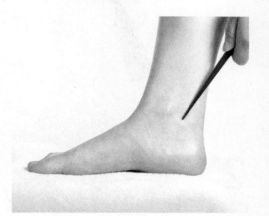

2 以拇指端反复弹拨双侧太溪穴各15次，再按揉1分钟。

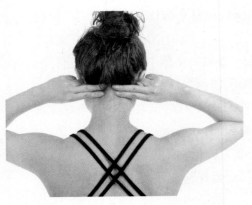

3 以示、中指点按风池穴1～3分钟。

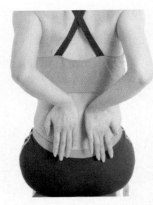

4 用掌根按揉两侧肾俞穴。反复操作1～3分钟。

按摩祛病痛

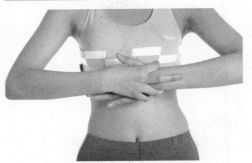

1 按揉外关、三阴交各1分钟。

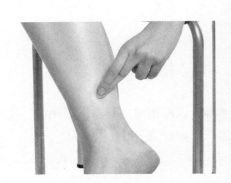

2 按压双侧太冲穴各15～20秒。

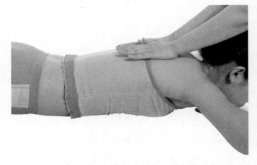

3 按摩者双手从上向下直擦患者肩、背、腰、骶部的肌肉组织，反复操作以透热为度。

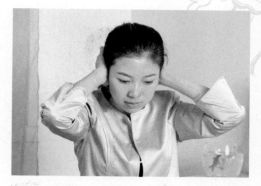

4 捏耳郭，双手掌心面对耳郭，先顺时针揉动20次后，再逆时针揉动20次，早晚各做3次。揉动时不要用力过猛，以双耳郭充血发红为宜。

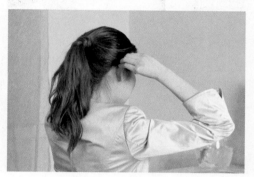

5 捏耳屏，耳屏亦称小耳朵。以拇指、示指不断挤压，放松耳屏，左右耳屏同时进行，每次捏20～30下，捏时以双耳屏发热为宜。

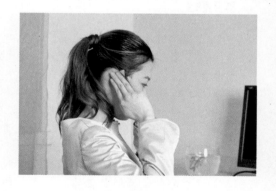

6 松耳郭，双手除拇指外其余四指指腹面对耳郭，向内耳方向轻轻按下，然后轻轻松手，反复进行，刚开始每次3～5分钟，以后可增加到5～10分钟，早晚各2次。

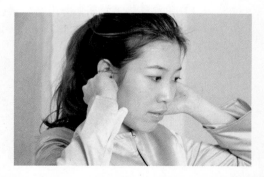

7 拧耳朵，小指轻轻插入外耳孔，来回转动各20次，用力要均匀缓慢，以防损伤耳内皮肤。

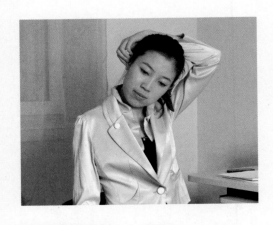

8 拉耳郭，用右手从头上拉左耳郭上部20次，再用左手拉扯右耳郭的上部20次。

家用小偏方

冬瓜30克、鲜九龙吐珠叶13片，用1大碗水煎成半碗，每日1剂，连服5剂。本方对慢性中耳炎更佳。主治中耳炎、耳痛。

米18克、金银花12克、柴胡9克、鳖甲15克、红糖适量，将金银花、柴胡、鳖甲煎汤取汁，与另二味煮粥服食，每日1剂，连服5剂。主治中耳炎、耳痛。

养生贴士

（1）积极治疗鼻咽部疾病，以免病菌进入中耳，引发炎症。

（2）不能强力擤鼻和随便冲洗鼻腔，不能同时压闭两只鼻孔，应交叉单侧擤鼻涕。

（3）挖取底部耳垢，应十分小心，宜先湿润后才挖，避免损坏鼓膜。

（4）游泳上岸后，侧头单脚跳动，让耳内的水流出，最好用棉签吸干水分。

（5）急性期注意休息，保持鼻腔通畅。

（6）患慢性中耳炎者不宜游泳。

（7）加强体育锻炼，增强体质，减少感冒。

（8）忌食辛辣刺激食品，如姜、胡椒、酒、羊肉、辣椒等。

（9）不要服热性补药，如人参、肉桂、附子、鹿茸、牛鞭、大补膏之类。

（10）多食有清热消炎作用的新鲜蔬菜，如芹菜、丝瓜、茄子、荠菜、蓬蒿、黄瓜、苦瓜等。

（11）小虫进入耳道，勿急躁，硬捉，可滴入食油泡死小虫后捉取。

（12）尽量避免使用耳毒性药物。如：链霉素、庆大霉素、卡那霉素、氯霉素等。如病情需要必须使用时也应密切观察听力变化，一旦出现耳鸣、口角发炎等症状立即停药。

痛源：抽烟上瘾

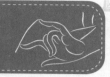

抽烟是一种不健康的生活习惯，抽烟对人体有着巨大的危害。抽烟的害处日积月累，一时很难看出害处，所以在不知不觉中许多人都忽略了它的严重性和致命性，这也导致许多人在不明究竟、不存戒心的情况下开始吸烟，待到日久成习，欲罢不能，已是大错铸成，后悔莫及了。另外，要特别注意的是，抽烟对肺部的危害尤为严重。

胸痛

症状表现

（1）胸痛，多数为隐痛。

（2）咳嗽，多数为干咳，无痰或少痰。

（3）咯血，多数为间断发作，痰中带血丝或血点，大咯血少见。

（4）气短，经过短期适应，气短可能减轻缓解。如气短症状严重则提示胸腔或心包腔积液、气管或隆突受压或病变有广泛肺转移，病程已晚。

（5）发热，常为低热。

（6）严重者会出现剧烈胸痛，声嘶，交感神经、膈神经受侵疼痛麻痹，食管受压产生吞咽困难，心包填塞，剧烈骨痛，头痛，肝区疼痛等。

症状解释

这是肺癌的典型症状。肺癌是最常见的肺原发性恶性肿瘤，绝大多数肺癌起源于支气管黏膜上皮，故亦称支气管肺癌。目前，肺癌已经成为对人类生命最具威胁性的疾病之一。而在诱发肺癌的诸多因素之中，抽烟是最主要的因素。对于很多嗜烟如命的人来讲，必须注意了。据最新的医学调查，年轻的有抽烟习惯的上班族现在已经成为肺癌发病率最高的人群之一。

好习惯，坏习惯

其实，由于抽烟而导致的肺癌完全是可以避免的。但是对于很多有烟瘾的人来讲，戒烟却是一件相当困难的事情。下面是一些成功戒烟的人介绍的一些戒烟经验，希望对那些正在戒烟或者正准备戒烟的人能有所帮助。

（1）特意在一二天内超量吸烟（每天吸两包左右），使人体对香烟的味道产生反感，从而戒烟；或在患伤风感冒没有吸烟欲望时戒烟。

（2）想象自己在吸烟，同时想象令人作呕的事情（比如你手中烟盒或香烟上有痰渍等等）。

（3）将戒烟的原因写在纸上，经常阅读；如能可能，尽量补充新内容。

（4）将想购买的物品写下来，按其价格计算可购买香烟的包数。逐日将用来购买香烟的钱储存在"聚宝盆"内。每过一个月，清点一次钱数。

（5）同朋友打"赌"，保证戒烟。可用自己的烟钱作为"赌注"。

（6）不随身带烟、火柴或打火机。

（7）每周换一种牌号的香烟，但新牌号香烟的焦油含量必须低于原牌号香烟的焦油量。

（8）经常思考烟雾中的毒素可能对肺、肾和血管造成的危害。

（9）观察烟味对呼吸、衣服和室内陈设造成的影响。

（10）考虑一下你的行为对家庭其他成员造成的危害，他们正在呼吸被污染了的空气。

（11）问自己你的健康对你父母、亲朋是否重要。

（12）烟瘾来时，要立即做深呼吸活动，或咀嚼无糖分的口香糖，避免用零食代替香烟，否则会引起血糖升高，身体过胖。

另外，有过戒烟经验的人都知道，戒烟过程最难熬的是前五天，如果能成功度过前五天，那么戒烟也就成功

了一半。那么，如何度过这难熬的前五天呢？下面是一些小技巧：

（1）饭后刷牙或漱口，穿干净没烟味的衣服。

（2）用钢笔或铅笔取代手持香烟的习惯动作。

（3）将大部分时间花在图书馆或其他不准抽烟的地方。

（4）避免去酒吧和参加宴会，避免与烟瘾很重的人在一起。

（5）将不抽烟省下的钱给自己买一样礼物。

（6）准备在2～3周戒除想抽烟的习惯。

而如果成功度过前五天的话，在日常生活上就可以从以下几个习惯上保持"战果"。

（1）两餐之间喝6～8杯水，促使尼古丁排出体外。

（2）每天洗温水浴，忍不住烟瘾时可立即淋浴。

（3）在戒烟的5日当中要充分休息，生活要有规律。

（4）饭后到户外散步，做深呼吸15～30分钟。

（5）不可喝刺激性饮料，改喝牛奶、新鲜果汁和谷类饮料。

（6）要尽量避免吃家禽类食物、油炸食物、糖果和甜点。

（7）可补充B族维生素，能安定神经除掉尼古丁。

每天动一动

对于那些已经由于长期抽烟而患上肺癌的人来讲，除了要在医生的指导下进行治疗以外，还要经常进行轻微的体育锻炼，以增强自己的免疫力，缓解病痛。这些运动对肢体、内脏均有好处，对放松和舒解心理也有很大帮助，经常练习可以强健筋骨，舒筋活血，愉悦身心，调和气血。适合的运动有运动量较小、节奏可控、较为放松、可以循序渐进的运动，例如散步、慢跑、瑜伽、太极拳、气功等。

（1）特别推荐太极拳运动。因为 太极拳可以循序渐进，动作轻柔和缓、舒展大方，既有显著的健身性，可以达到舒筋活血、增强体质作用，又安全稳妥，能最大限度地避免剧烈运动带来的运动损伤。

（2）胸痛或者防治肺癌的按摩方法。

按摩祛病痛

1 按摩软腭穴：软腭穴位于口腔上腭软硬腭交界处偏软处。此穴区主管呼吸道免疫系统，对呼吸道的各种疾病均有疗效。操作方法：先将自己的手洗净，然后用大拇指在口腔里软腭穴区寻找痛点（此时其余四指紧贴在鼻子上，大拇指尽量往口腔里伸），找着痛点后用大拇指用力按摩100～300下（2～5分钟）。

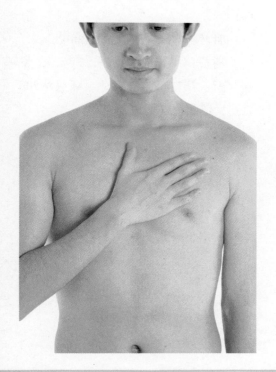

2 按摩胸骨：先将手搓热，用手掌从脖子起沿胸骨至剑突由上而下用力按摩300下（5分钟），按摩时手要平稳，用力均匀。

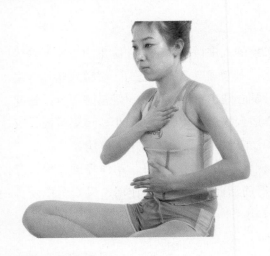

3 肺部按摩：用手掌从胸骨起沿锁骨斜下至体侧中线，从中间到两边，由上而下，左右两侧各按摩300至500下（各5至10分钟）。

食疗解疼痛

肺癌食疗方

（1）蜂蜜润肺止咳丸：露蜂房、僵蚕各等份，蜂蜜适量。将3味药研末，炼蜜为丸。每日2次，每次6克。功效润肺化痰、散结消肿。适用于肺癌咳嗽明显者。

（2）冰糖杏仁糊：甜杏仁15克，苦杏仁3克，粳米50克，冰糖适量。将甜杏仁和苦杏仁用清水泡软去皮，捣烂加粳米、清水及冰糖煮成稠粥，隔日一次。具有润肺祛痰、止咳平喘、润肠等功效。

（3）白果枣粥：白果25克、红枣20枚、糯米50克。将白果、红枣、糯米共同煮粥即成。早、晚空腹温服，有解毒消肿等作用。

肺癌一日食谱举例

早餐：牛奶（鲜牛奶250克，白糖10克），煮鸡蛋1个（鸡蛋50克），馒头（面粉50克），拌小菜（芹菜70克，腐竹10克）。

加餐：水果（鸭梨250克）。

午餐：大米饭（大米100克），肉末豆腐（肉末100克，豆腐100克），青椒萝卜丝（青椒200克，萝卜丝50克）。

加餐：鲜果汁（鲜橘汁200克）。

晚餐：小米粥（小米25克），发糕（面粉75克），炒豆芽（绿豆芽200克），清蒸鱼（鲫鱼75克）。

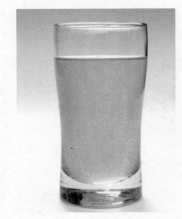

养生贴士

注意肺癌的早期信号

无论什么疾病，都要"早发现，早治疗"，肺癌也是如此。因此对于很多烟瘾很大、烟龄很长，而又不想戒烟的人来讲，一定要时刻注意自己的身体状况，如有咳嗽、痰血、低热、胸痛、气闷等不适，一定要尽早到医院做相关检查。

（1）咳嗽。肺癌因长在支气管肺组织上，通常会产生呼吸道刺激症状而发生刺激性咳嗽。初期多为干咳，呈阵发性或间歇性，无痰无血。如伴轻度炎症则可有少量痰液，一般药物效果不佳。对年龄在40岁以上出现不明原因的咳嗽者必须引起重视，特别是长期吸烟的高危人群应作进一步检查。

（2）痰血。肿瘤炎症致组织细胞坏死，毛细血管破损时会有少量出血，往往与痰混合在一起，呈间歇或断续出现。很多肺癌病人就是因痰血而就诊的。

（3）低热。肿瘤堵住支气管后往往有阻塞性肺叶存在，程度不一，轻者仅有低热，重者则有高热，用药后可暂时好转，但很快又会复发。

（4）胸部胀痛。肺癌早期胸痛较轻，主要表现为闷痛、隐痛、部位不一定，与呼吸的关系也不确定。如胀痛持续发生则说明癌症有累及胸膜的可能。

（5）气闷和气急感。肿瘤的存在使正常肺功能受到影响。劳累时易表现为气闷和气急，这种情况以中央型肺癌最为明显。

（6）其他。如游走性关节痛，很像关节炎病史，但经查明往往是有肺癌的存在，这就是所谓的肺外症状。

约有1/3肺癌没有症状，还有一部分病人尽管有轻微的早期症状，但未重视或被误诊，而延误了病情。所以要发现早期的肺癌病人，还需经常性地进行大规模的人群普查，特别是对发病率较高的厂矿、城市，每年应进行一次普查。

咽喉痛

症状表现

咽部干燥、灼热。

继续发展就会有疼痛感，吞咽时加重，并可放射至耳部。

严重者全身不适、关节酸困、头痛、食欲缺乏。

部分人还有不同程度的发热。

症状解释

咽喉是指舌根后喉腔最宽处，是口腔与气管、食管之间的通道，全身有许多经脉循行或贯串于此。伤风、感冒、麻疹、急慢性咽炎和喉炎、扁桃体炎等疾病都可以引起咽喉疼痛。此外，气候干燥、喝水少、过度疲劳或某些物质过敏，也可以发生一时性或永久性咽喉疼痛。但是对于那些长期嗜烟如命的人来讲，如果没有出现感冒症状，仅仅是咽喉痛的话，很可能就是因为长期抽烟而导致的结果。中医认为，长期烟酒过度，都可引起咽喉疼痛。长期抽烟的上班族尤其要注意，本来生活就忙碌，无规律，如果还长期抽烟，会给咽喉带来巨大的压力。

好习惯、坏习惯

根据相关医学研究，长期抽烟的人80%患有慢性咽炎。这应该引起我们的注意。告别咽炎的最佳方法是戒烟。当然对于那些已经患有慢性咽炎的人来讲，护理非常重要。具体来讲，慢性咽炎的护理内容不外乎饮食、居处、劳逸、服药和精神五方面的护理。

（1）严禁烟、酒、辛辣食物。古医术《顾氏医案》介绍说："烟为辛热之魁，酒为湿热之最。凡姜椒芥蒜及一切辛辣热物，极能伤阴。"可见，要彻底预防咽炎，戒烟是必需的。

（2）要注意劳逸结合。古书《素问·上古天真论》上讲："不妄作劳，故能形与神俱而尽终其天年。"《尚书·旅獒》："玩人丧德，玩物丧志。"过分操劳也是导致咽炎的罪魁祸首。

（3）还要注意营养。患上咽炎以后一定要注意营养。《素问·阴阳应象大论》："精不足者，补之以味。"《素问·五常政大论》："谷肉果菜，食养尽之。"都是强调营养的。

（4）注意锻炼身体。锻炼身体能增强身体免疫力，可以起到预防咽炎的效果。

按摩祛病痛

按摩治疗在咽炎的预防和治疗过程中，起着非常重要的作用。下面介绍一些能治疗咽炎的按摩手法：

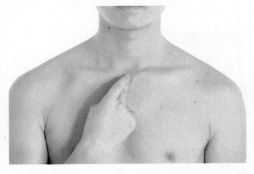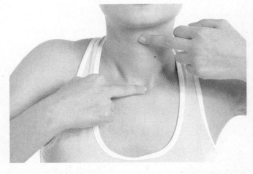

1 用右手中指指腹按摩天突穴72次，同时用左手拇指顶舌根部的廉泉穴按摩72次，再两手换位做反向动作。

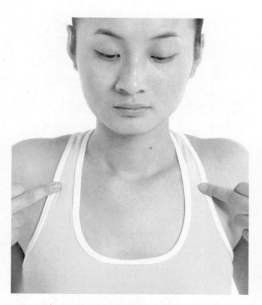
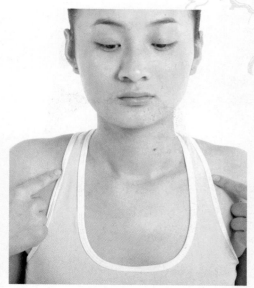

2 用两手中指指腹按摩中府穴、云门穴，每穴正反各按摩72次。

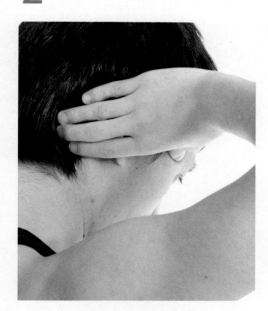

3 用两手拇指指腹按摩印堂穴、太阳穴，每穴正反各按摩36次。印堂穴宜重，太阳穴宜轻。

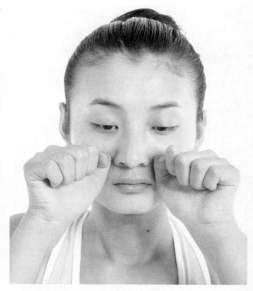

4 两手轻握拳，沿鼻翼沟向上推，经鼻通穴、睛明穴直抵眉骨，推上拉下为一次，共做36次。动作不要过重。

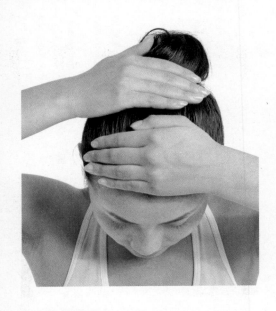

5 分别用左手掌捂住神庭穴、上星穴，右手掌捂住百会穴、通天穴，先顺时针按摩72次，再两手换位逆时针按摩72次。转速应稍快有力。

食疗解疼痛

　　食物都是通过咽部进入身体的，所以预防和治疗咽炎一定要注意饮食。一定不能进食辛辣和富有刺激性的食物。下面介绍几个可以治疗咽炎的食谱。

　　（1）百合香蕉汁：百合15克，香蕉 2枚（去皮），冰糖适量，加水同炖，饮汁食香蕉。

　　（2）无花果冰糖水：无花果（干）30克，冰糖适量，煲糖水服用，每日一次，连服数日。

　　（3）百合绿豆汤：绿豆20克，百合15克，冰糖适量，加水同煮，饮汤食百合绿豆，每日一次，连服数日。

养生贴士

　　突发性咽喉疼痛的紧急护理措施

　　（1）盐水护理。将1茶匙食用盐加入1杯温水中。每小时漱一次口，勿吞咽这盐水。

　　（2）洋甘菊茶护理。将1茶匙干燥的洋甘菊粉泡入1杯热水中。过滤。待微温后使用。

　　（3）柠檬汁护理。在1大杯温水中挤入数滴柠檬汁，饮用。

　　（4）威士忌护理。在1大杯温水中加入一汤匙威士忌酒。以此液体漱喉咙，有助于麻痹喉咙，减轻喉咙痛。

痛源：刷牙太用力

刷牙是保持口腔清洁的主要方法，它能消除口腔内软白污物、食物碎片和部分牙面菌斑，而且有按摩牙龈的作用，从而减少口腔环境中致病因素，增强组织的抗病能力。总的来讲，刷牙对于预防各种口腔疾病，特别是对于预防和治疗牙周病、龋病等，具有重要的作用。但刷了多年的牙齿，许多人才发现自己的刷牙方法并不正确，不正确的刷牙方法不但起不到保健作用，反而还会损伤牙齿和牙龈。例如，刷牙用力过度的话就很容易诱发牙龈炎，引起牙龈痛。

牙龈痛

症状表现

（1）咬水果或刷牙用力过大时，牙龈出血。

（2）龈缘充血发红、肿胀、松软，龈缘变厚，牙间乳头变为钝圆，与牙面不紧贴。

（3）因组织水肿，点彩消失，表面光亮，龈缘可有糜烂或肉芽增生，龈袋溢脓。

（4）牙龈大量毛细血管增生扩张、高度充血，大量炎症细胞和组织液渗出，导致牙龈肥大，可覆盖部分牙冠。

（5）严重者牙龈呈深红或暗红，探诊极易出血。

症状解释

这是典型的牙龈炎症状。牙龈炎是发生在龈缘和龈乳头的炎症。一般来讲，牙龈炎的症状并不明显。但是如果平时刷牙用力过度的话，很容易造成牙龈出血甚至是严重的牙龈痛。

正确刷牙少得病

一般来讲，牙龈炎的症状并不明显。但是如果平时刷牙用力过度的话，很容易造成牙龈出血甚至是严重的牙龈痛。那么。怎么样刷牙才算是用力适当，到底什么样的刷牙方法才算正确呢？

上牙往下刷，下牙往上刷，颌面（即磨牙的咬颌面）旋转的刷，每一个部位至少刷6次左右。最好早、中、晚饭后各刷一次，共三次，每次刷牙的最佳时间是在进食后的三分钟开始，每次刷牙的时间不少于三分钟。如果每天三次做不到，至少也应晨起、睡前各一次，但每次饭后都应用清水漱一下口。

正确的刷牙方法，是保证牙齿健康的重要环节。刷牙不仅可以清除口腔内的食物残渣、防止龋齿，而且对牙龈还能起到按摩的作用，促进牙龈的血液循环，减少牙周病。所以，我们一定要注意——正确刷牙！

另外还要注意以下问题。

（1）选择合适的牙刷。牙刷应较细，刷毛柔软而平整。同时应注意牙刷应一人一把，不得共用。一把牙刷一般的使用期限应不超过三个月，即应每三个月更换一次牙刷。

（2）牙膏不要长期固定使用一种，应几种品牌的牙膏交替的使用。刷完牙后一定要把口腔内的牙膏的残留物清理干净，可用清水多次漱口直至口腔内没有牙膏的残留物为止。

减轻牙龈痛的小技巧

（1）试试过氧化氢（H_2O_2）：对待轻微的牙龈感染或者牙龈痛，用过氧化氢漱口可以缓解疼痛。

方法：用3%的过氧化氢和水以1比3的比例混合即可使用，用此混合液充分漱洗30秒，然后吐掉。

（2）用盐水漱口：因感染引起的牙龈肿痛，可以使用食盐水漱口。

方法：将一小匙的食盐加到1杯温水中，将食盐水含在口中一会儿，头可以倾斜让食盐水特别润泽疼痛的部位，然后吐出来，每4小时含一次，如果疼痛在48小时后仍未缓解，就应该去看医生。

（3）苏打粉也可试试：用碳酸氢钠（苏打粉）来漱口也可以缓解牙龈炎的症状。

方法：用将一小匙碳酸氢钠（苏打粉）加入一杯温水中，完全溶解后用来漱口。

（4）独头蒜2～3只，将蒜去皮，放火炉上煨熟，趁热切开熨烫痛处，蒜凉再换，连续多次。本方用治牙齿疼痛，具有灭菌、解毒的功效。

（5）取陈醋120克、花椒30克，熬10分钟，待温后含在口中3～5分钟吐出（切勿吞下），可止牙痛。

另外，牙龈肿痛的时候一定要注意：吃东西要特别小心。如果牙龈酸痛或有伤口破洞，应该避免吃刺激性食物，这时候应该远离辣或酸的食物，这也包括番茄汁甚至是可乐，因为它们的pH值是5，是酸性的。

食疗解疼痛

下面是一些可以缓解牙齿周围组织疼痛的小食谱

三花茶

准备材料：金银花20克，野菊花20克，茉莉花25朵。

制作方法：上料加水煮沸5分钟或沸水冲泡，加糖代茶饮。

食疗功效：清热解毒和中。

生姜粥

准备材料：生姜10克，粳米50克。

制作方法：先用粳米煮粥，粥熟后加入生姜片，再略煮片刻，空腹趁热食用。

食疗功效：辛温散寒。

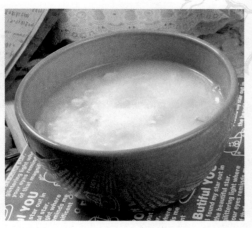

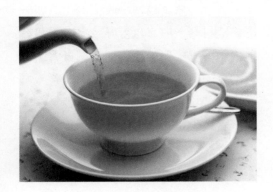

牛蒡饮

准备材料：牛蒡根250克。

制作方法：牛蒡根水煎，代茶饮。

食疗功效：疏风散热，消肿止痛。

养生贴士

牙齿保健小技巧

（1）早晚叩齿，上下用力叩敲数十次，有改善循环、促进牙龈组织新陈代谢的作用。

（2）牙龈按摩，示指放在牙龈上，做局部小圆旋转的移动按摩动作，然后漱口，使每个牙齿所属的牙龈区都受到按摩，反复做数次。

（3）少吃甜品和含糖饮料这些对牙齿有害的食品。如果很想吃甜的食品或是饮料，那就在每餐餐后吃，这样对牙齿的害处会比较小。

（4）在生活中多吃"护牙食品"，如高纤维食品，如蔬菜、粗粮、水果等对牙齿都很有利，含钙较高的食品，如肉、蛋、牛奶等都可以多食用。

（5）进食宜温热，勿吃过酸过甜的食品，因为牙齿最适宜在35℃—36℃的口腔温度以及pH值为6.8左右的弱酸性环境中进行新陈代谢，若吃过冷、过热温差很大的饮食或过酸、过甜的刺激性食品，都会引起牙痛。

（6）保持大便通畅，勿使粪毒上攻。

痛源：饭后解腰带

很多人都有饭后松腰带的习惯。专家认为这是一个不好的习惯。饭后松腰带会使腹腔压力下降，消化器官的活动与韧带的负荷量就会因此而增加，从而促使肠子蠕动加剧，易发生肠扭转，使人腹胀、腹痛、呕吐，还容易患胃下垂等疾病。因此，有此习惯的人一定要尽量改掉。

胃部隐痛

症状表现

（1）上腹不适，饱胀，饭后明显。

（2）恶心、嗳气、厌食、便秘。

（3）腹部常有深部隐痛感，常于餐后，站立及劳累后加重。

（4）胃部无周期性及节律性疼痛，疼痛性质与程度变化很大。

（5）常有消瘦、乏力、站立性昏厥、低血压、心悸、失眠、头痛等症状。

症状解释

这是胃下垂的典型症状。现代医学认为，胃下垂是一种功能性疾病，患者因长期劳累，大脑过度疲劳，导致自主神经功能紊乱，致使胃紧张力减弱，蠕动缓慢，机能减退。但少数患者，因胃肠蠕动亢进，食物在胃内停留时间较短，营养物质不易被吸收，消化功能低下，故日渐消瘦，也可导致胃下垂和其他内脏下垂。但最新的医学调查表明，大部分的胃下垂是由于不良的饮食习惯造成的。其中，饭后松裤带最容易造成胃下垂，也是临床上造成胃下垂病症的原因之一。

对于很多上班族来讲，进食时间很短，进食速度很快，吃饭的时候感觉不到腹部的饱胀感，往往在进食之后才会突然感觉到腹部的胀满感，于是很多人有意识无意识地会把自己的裤带松一松。殊不知这个习惯对胃部保健非常不利，造成胃下垂的可能性非常大。

好习惯，坏习惯

患上胃下垂的时候一定不要惊慌，只要严格按照医生的指导，进行治疗，很快就可以治愈。一般来讲，胃下垂的治疗，要以功能锻炼和饮食调节为主。

经常参加体育锻炼，着重对腹肌进行锻炼，没有体育器械者，可采取仰卧起坐的简便方法，每日做3～5次。

饮食要少食多餐，选择易消化而富有营养的食物，餐后应卧床休息45分钟至1小时，以减轻胃的负担；减少站立时间，避免过度劳累。腹胀、恶心明显者，可服用多潘立酮、维生素B_6以促进胃蠕动、增加胃的张力；食欲缺乏、消化不良者，以多酶片、干酵母助消化。

每天动一动

专家认为，胃下垂病人除了要在饮食上非常注意，通过体育锻炼也可以改善病情。一般来讲，胃下垂病人的体育锻炼主要应该注意腹肌的锻炼。下面介绍几种适合胃下垂病人的锻炼方法：

（1）全身锻炼：保健健身操、太极拳、八段锦、五禽戏、散步等。

（2）腹肌锻炼：仰卧，双腿伸直抬高，放下，反复进行数次，稍休息再重复做数次。也可以模拟蹬自行车的动作或做下蹲动作。

（3）腹式呼吸：腹式呼吸即横膈呼吸。吸气时腹部隆起，呼气时腹部下陷，反复进行多次。

（4）姿势治疗：饭后卧床20～30分钟，取头部放低，骨盆垫高的姿势，使胃向上移。

（5）呼吸疗法：卧位，全身放松，吸气，意守丹田（思想集中下腹部丹田穴），呼气。如此反复进行，速度宜缓慢，每次10～20分钟，每天1～2次。一般在锻炼前做。

另外要注意，胃下垂患者要避免剧烈活动，尤其是跳跃活动，不要长时间站立，还要经常观察自己体重的变化。餐后不宜立即运动，应保证餐后有30～60分钟的休息，因为餐后即运动会因食物的重力关系而使胃下垂程度加重。

按摩祛病痛

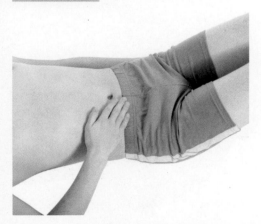

1 可屈膝仰卧，然后以右手按揉腹部，再根据胃下垂的不同程度，自下而上托之。最后以逆时针方向在腹部做环形按摩。

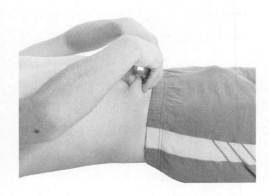

2 掌揉按腹肌30次，然后双手拿放腹肌30次。

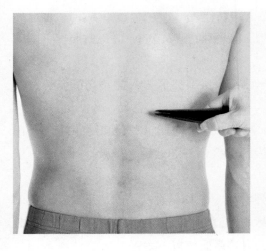

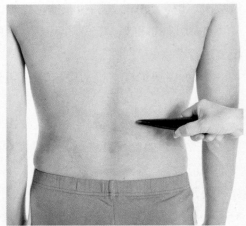

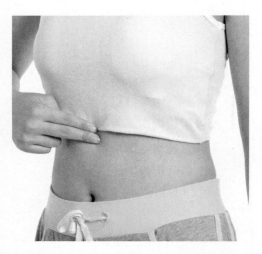

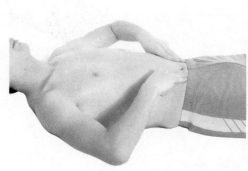

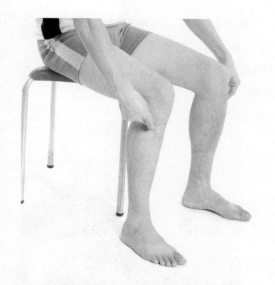
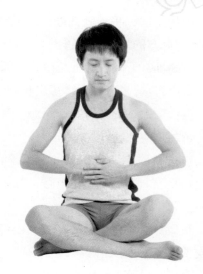

3 按揉脾俞穴（第11胸椎棘突下凹陷中旁开2横指）、胃俞穴（第12胸椎棘突下凹陷中旁开2横指）、中脘穴（腹正中线脐上4寸处）、天枢穴（脐中旁开2寸处）、足三里穴（外膝眼下3寸；距胫骨前缘1横指处）各1分钟。

4 左手压在右手上，右手掌置放在腹部胃底部，四指用力，反复上托胃底30次。

食疗解疼痛

另外再介绍一些适合胃下垂病人的小食谱

黄芪炖兔肉

准备材料：黄芪30克、升麻15克、枳实15克、兔肉250克。

制作方法：将洗净的兔肉切块待用；将药物装入布袋中，放于烧锅内，加水适量，煮沸后用文火煮20分钟，去除药渣，将兔肉放于锅中，加葱花、姜丝、酒、盐各适量焖酥即可服食。

食用方法：吃肉喝汤。

食疗功效：补气益中，主治胃下垂。

羊肚面片汤

准备材料：羊肚1只、胡椒3克、花椒3克、姜10克、葱10克、料酒15克、盐4克、面粉500克、鸡油25克、时蔬100克、素油30克。

制作方法：将羊肚洗净，切成细丝；面粉揉成面团，用擀面杖擀成薄皮，切成4厘米见方的块。将锅置武火上烧热，加入素油烧六成熟时，下入姜葱爆锅，加水适量烧沸，下入羊肚、花椒、胡椒、料酒烧沸，下入面片，加入盐煮熟即成。

食用方法：每日1次，每次吃100～150克，吃面片，喝汤，正餐食用。

食疗功效：健脾胃、益气血。对胃下垂患者尤佳。

黄芪陈皮炖猪肚

准备材料：黄芪50克、陈皮20克、猪肚1只、料酒15克、姜10克、葱10克、盐6克。

制作方法：将猪肚洗净；黄芪切片；陈皮洗净切4厘米见方块；姜拍破，葱切段。将猪肚、黄芪、陈皮、姜、葱、料酒同放锅内，加水适量，置武火上烧沸，再用文火炖煮50分钟，加入盐拌匀即成。

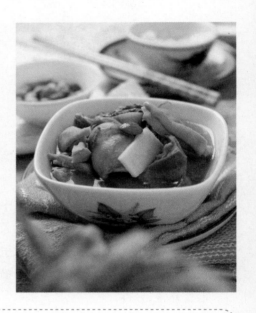

食用方法：每日1次，每次吃猪肚50克，喝汤，既可佐餐也可单食。

食疗功效：补中气，健脾胃。胃下垂患者食用尤佳。

养生贴士

胃下垂预防措施

（1）加强体育锻炼。胃下垂多见于体瘦虚弱、腹壁松弛、肌肉不坚之人，故适当进行体育锻炼，增加肌力，有助于防治本病。最为有效的方法是每日坚持做仰卧起坐、俯卧撑等健身活动。

（2）饮食营养丰富。平素宜进食富有营养易消化，体积小，含有动、植物蛋白及一定脂肪量的食物，使腹壁有一定的脂肪厚度，这样可有效地防治胃下垂。

（3）禁止暴饮暴食。吃饭要细嚼慢咽。避免暴饮暴食，可有效地预防胃下垂及其他胃肠疾病，对胃呈低张力型，有胃下垂倾向者，宜少吃多餐，餐后宜平卧少许时间，有利于胃的张力恢复，可预防胃下垂及防止病情进一步发展。

（4）劳逸结合。过度劳累，气虚正耗，易致脾虚气陷而发生本病，故勿过度劳累，劳逸结合，使脾气旺盛而不下陷，可有效地预防本病。